人体经络穴位
标准大图册

吴中朝 主编

作者简介

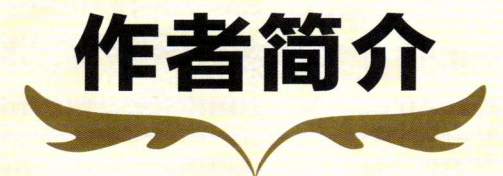

吴中朝

国家级名老中医
中央保健会诊专家
中国中医科学院针灸医院主任医师
中国中医科学院教授、博士研究生导师
中国中医科学院养生保健专业委员会委员

吴教授从事中医针灸临床、教学、科研近40年，其参与制定的"腧穴定位国际标准"曾获中医科学院科研进步一等奖，主编的《经络穴位标准图册》《3秒钟精准取穴图解》《吴中朝100个对症穴位方》等图书深受读者欢迎。

吴教授主要研究针灸知识，因此对穴位定位以及取穴方法研究透彻，取穴老道，是腧穴定位方面的权威专家。他将专业的定位方法简单化，教更多读者用快速取穴方法取穴，不仅精准，更方便实用。他还参与了北京卫视《养生堂》节目录制，在节目中深入浅出地讲述了杏仁、茯苓、人参等生活中常见中药的功效与妙用，受到广大读者喜爱。

目录

常用骨度折量定位法 4

第一章　手太阴肺经 5

第二章　手阳明大肠经 8

第三章　足阳明胃经 11

第四章　足太阴脾经 15

第五章　手少阴心经 18

第六章　手太阳小肠经 21

第七章　足太阳膀胱经 24

第八章　足少阴肾经 30

第九章　手厥阴心包经 34

第十章　手少阳三焦经 37

第十一章　足少阳胆经 40

第十二章　足厥阴肝经 44

第十三章　任脉 47

第十四章　督脉 50

附录 54

　经外奇穴速查 54

　50种常见病症特效穴位速查 56

常用骨度折量定位法

骨度折量定位是指将全身各部以骨节为主要标志，规定其长短，并依其比例折算作为定穴的标准。此种方法，不论男女、老少、高矮、胖瘦都适用，从而解决了在不同人身上定穴的难题。

部位	起止点	骨度（寸）	度量
头面部	前发际正中至后发际正中	12	直寸
	眉间（印堂）至前发际正中	3	直寸
	前两额头角（头维）之间	9	横寸
	耳后两乳突（完骨）间	9	横寸
胸腹胁部	胸骨上窝（天突）至胸剑联合（歧骨）	9	直寸
	胸剑联合中点（歧骨）至脐中（神阙）	8	直寸
	脐中（神阙）至耻骨联合上缘（曲骨）	5	直寸
	两乳头之间	8	横寸
	腋窝顶点至第11肋骨游离端	12	直寸
背腰部	肩胛骨内缘（近脊柱侧）至后正中线	3	横寸
上肢部	腋前纹头至肘横纹（平尺骨鹰嘴）	9	直寸
	肘横纹（平尺骨鹰嘴）至腕掌（背）侧远端横纹	12	直寸
下肢部	耻骨联合上缘（曲骨）至髌底	18	直寸
	胫骨内侧髁下方（阴陵泉）至内踝尖	13	直寸
	股骨大转子至腘横纹	19	直寸
	臀沟至腘横纹	14	直寸
	腘横纹至外踝尖	16	直寸
	内踝尖至足底	3	直寸

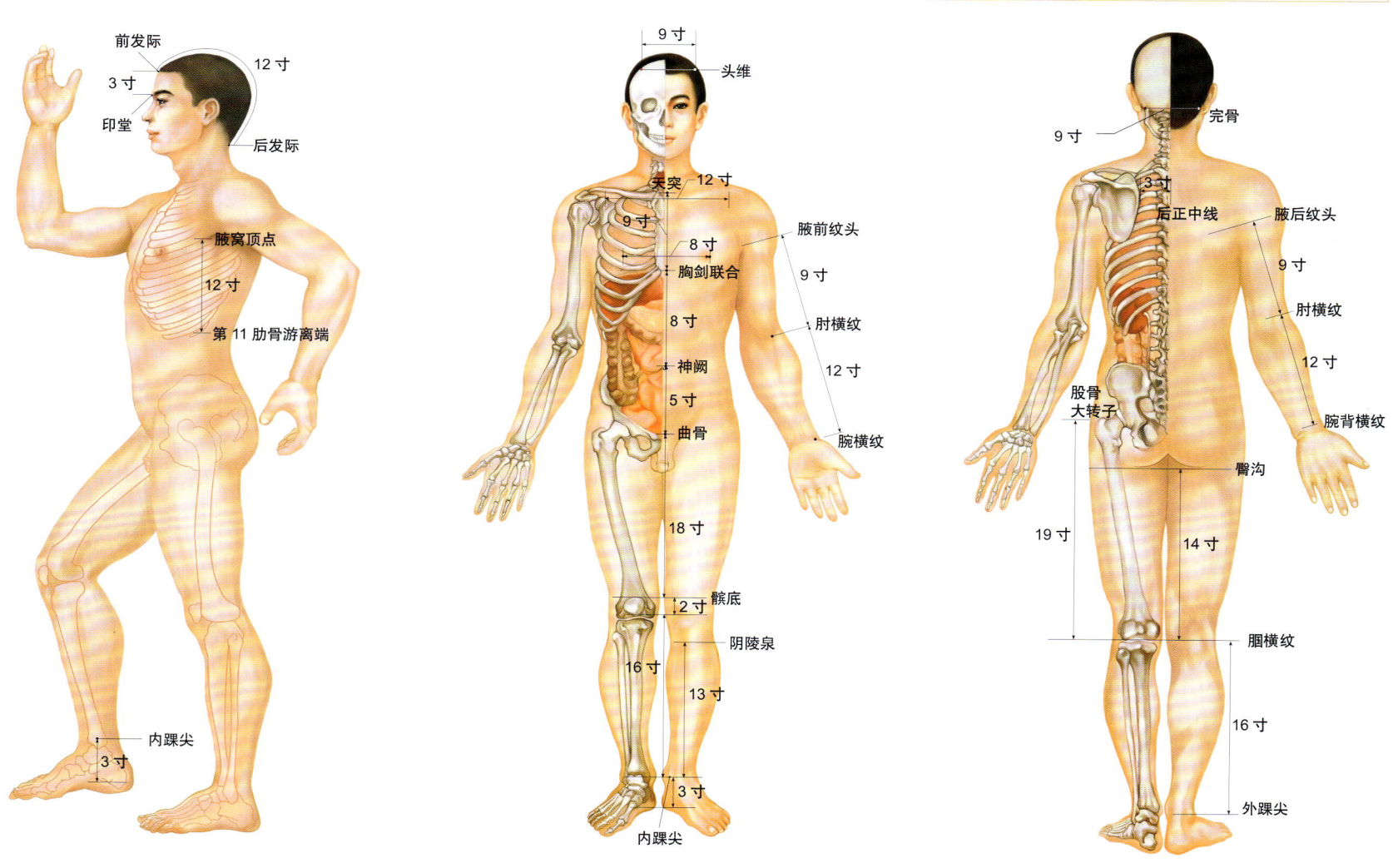

第一章 手太阴肺经

手太阴肺经是十二经脉循行的起始经脉，经脉的循行与肺脏相连，并向下与大肠相联络。所以，肺与大肠是相表里的脏腑。肺脏在五脏六腑中位置最高，呈现圆锥形，其叶下垂，很像战国时期马车的伞盖，因此有"五脏六腑之华盖"之称。

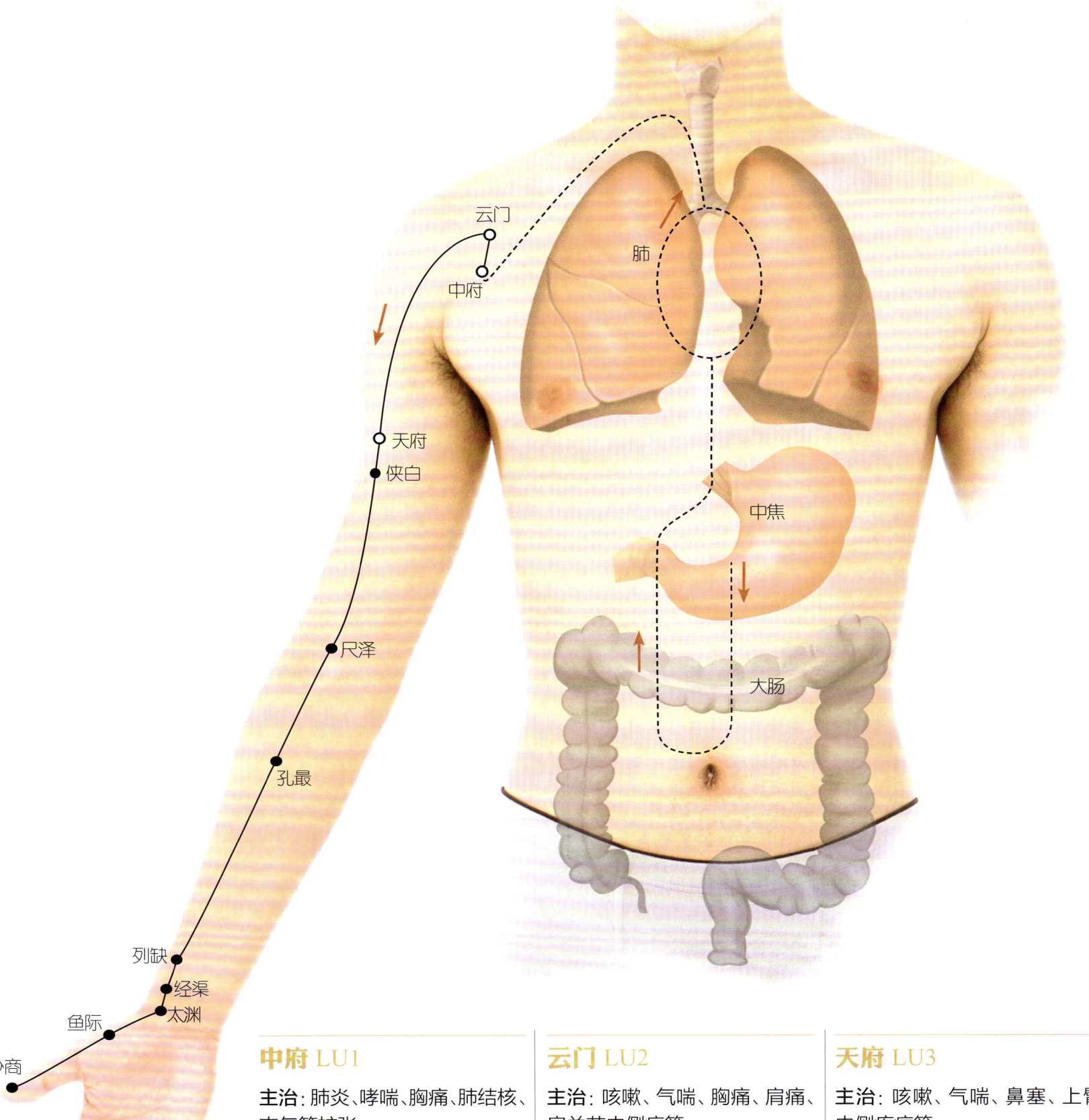

中府 LU1

主治：肺炎、哮喘、胸痛、肺结核、支气管扩张。

位置：在胸部，横平第1肋间隙，锁骨下窝外侧，前正中线旁开6寸。

快速取穴：正立，双手叉腰，锁骨外侧端下方有一凹陷，该处再向下1横指即是。

云门 LU2

主治：咳嗽、气喘、胸痛、肩痛、肩关节内侧痛等。

位置：在胸部，锁骨下窝凹陷中，肩胛骨喙突内缘，前正中线旁开6寸。

快速取穴：双手叉腰，锁骨外侧端下方的三角形凹陷处即是。

天府 LU3

主治：咳嗽、气喘、鼻塞、上臂内侧疼痛等。

位置：在臂前部，腋前纹头下3寸，肱二头肌桡侧缘处。

快速取穴：臂向前平举，俯头。鼻尖接触上臂内侧处即是。

注：真人图上内脏表示经络循行经过的内脏，虚线表示本经无穴通路，实线表示本经有穴通路。经络的循行分布与该经络的主治有内在联系。（图中○标注的穴位为本页文字介绍的穴位，●标注的穴位文字在其他页。）

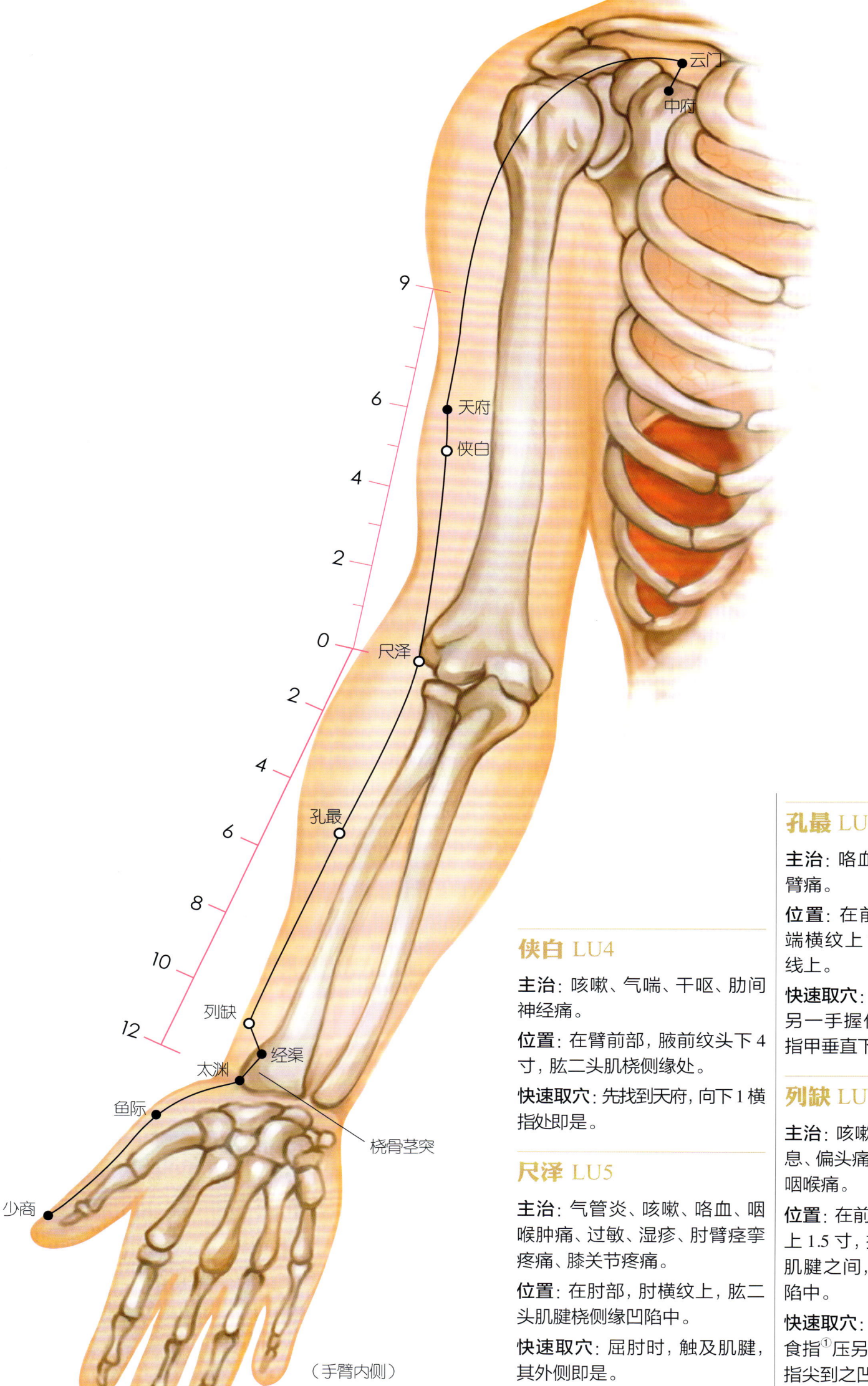

侠白 LU4

主治：咳嗽、气喘、干呕、肋间神经痛。

位置：在臂前部，腋前纹头下4寸，肱二头肌桡侧缘处。

快速取穴：先找到天府，向下1横指处即是。

尺泽 LU5

主治：气管炎、咳嗽、咯血、咽喉肿痛、过敏、湿疹、肘臂痉挛疼痛、膝关节疼痛。

位置：在肘部，肘横纹上，肱二头肌腱桡侧缘凹陷中。

快速取穴：屈肘时，触及肌腱，其外侧即是。

孔最 LU6

主治：咯血、鼻出血、咽痛、肘臂痛。

位置：在前臂前区，腕掌侧远端横纹上7寸，尺泽与太渊连线上。

快速取穴：手臂向前，仰掌向上，另一手握住前臂中段处，拇指指甲垂直下压。

列缺 LU7

主治：咳嗽、气喘、少气不足以息、偏头痛、正头痛、颈项僵硬、咽喉痛。

位置：在前臂，腕掌侧远端横纹上1.5寸，拇短伸肌腱与拇长展肌腱之间，拇长展肌腱沟的凹陷中。

快速取穴：两手虎口相交，一手食指①压另一手桡骨茎突上，食指尖到之凹陷处。

注①：食指，中医称为"示指"。

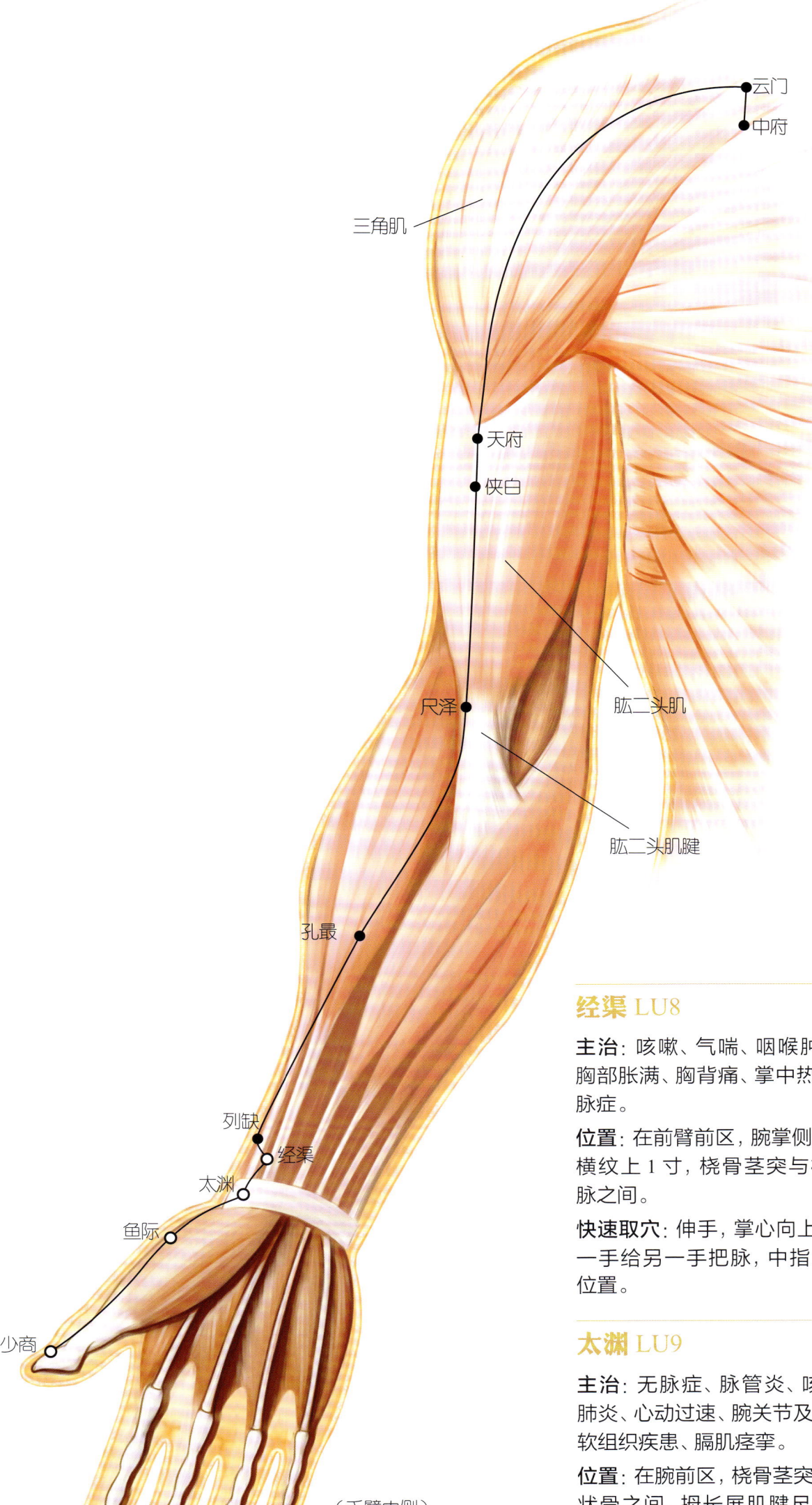

经渠 LU8

主治：咳嗽、气喘、咽喉肿痛、胸部胀满、胸背痛、掌中热、无脉症。

位置：在前臂前区，腕掌侧远端横纹上1寸，桡骨茎突与桡动脉之间。

快速取穴：伸手，掌心向上，用一手给另一手把脉，中指所在位置。

太渊 LU9

主治：无脉症、脉管炎、咳嗽、肺炎、心动过速、腕关节及周围软组织疾患、膈肌痉挛。

位置：在腕前区，桡骨茎突与舟状骨之间，拇长展肌腱尺侧凹陷中。

快速取穴：掌心向上，在掌后第1横纹上，可摸到脉搏跳动处。

鱼际 LU10

主治：咽喉肿痛。

位置：在手外侧，第1掌骨桡侧中点赤白肉际处。

快速取穴：拇指桡侧根部和手腕横纹连线的中点即是。

少商 LU11

主治：咽喉肿痛、中风昏迷、小儿惊风、热病、中暑呕吐。

位置：在手指，拇指末节桡侧，指甲根角侧上方0.1寸（指寸）。

快速取穴：用一手食指、拇指轻握另一手拇指指腹，被握住的拇指伸直，另一手拇指弯曲掐按伸直的拇指甲角边缘处。

第二章 手阳明大肠经

手阳明大肠经在食指与手太阴肺经衔接，联系的脏腑器官有口、下齿、鼻，属大肠，络肺，在鼻旁与足阳明胃经相接。大肠经对淋巴系统有自然保护功能，经常刺激可增强人体免疫力，防止淋巴结核病的生成，因此它可说是人体淋巴系统的保护神。

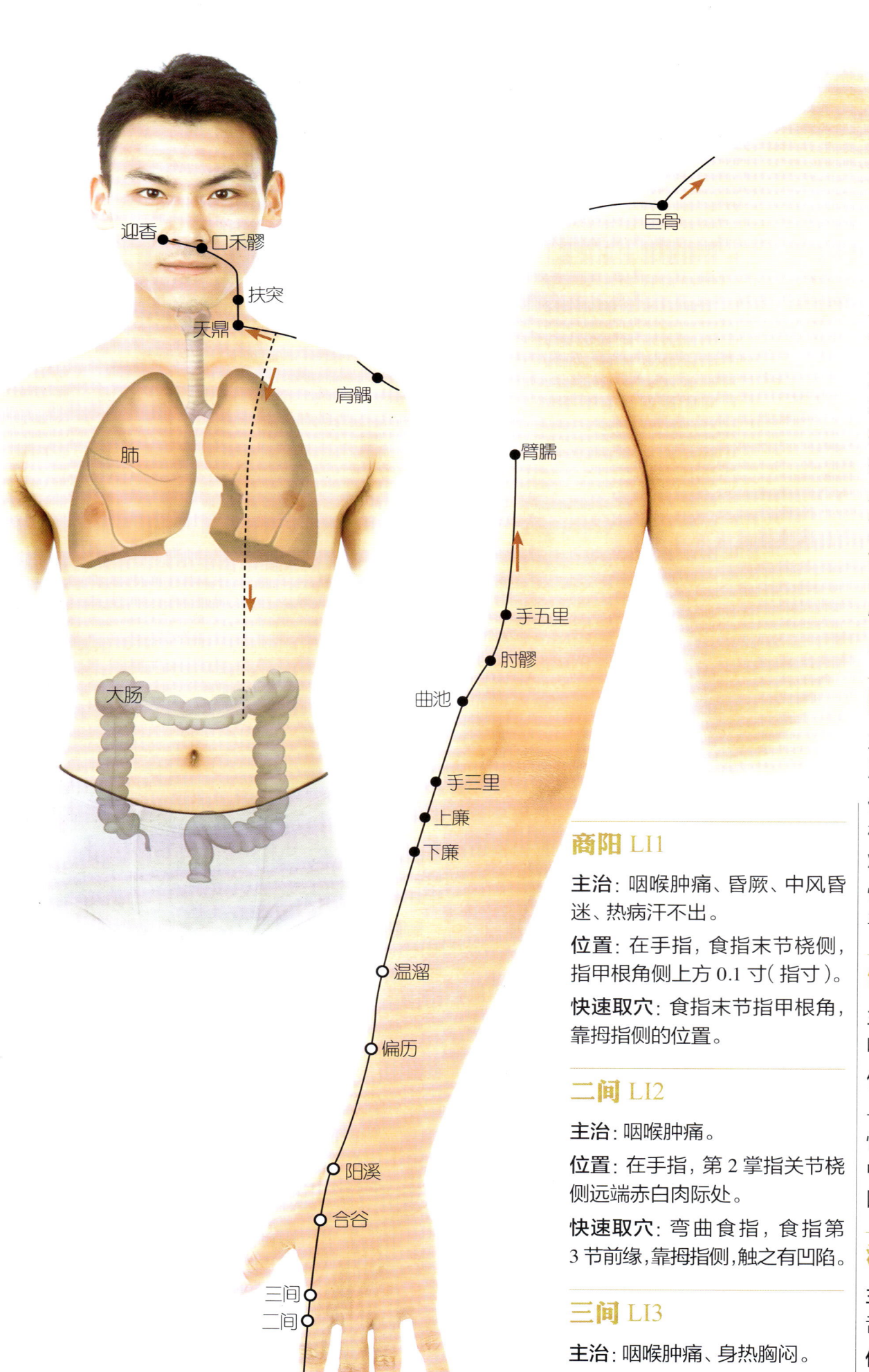

商阳 LI1

主治：咽喉肿痛、昏厥、中风昏迷、热病汗不出。

位置：在手指，食指末节桡侧，指甲根角侧上方 0.1 寸（指寸）。

快速取穴：食指末节指甲根角，靠拇指侧的位置。

二间 LI2

主治：咽喉肿痛。

位置：在手指，第 2 掌指关节桡侧远端赤白肉际处。

快速取穴：弯曲食指，食指第 3 节前缘，靠拇指侧，触之有凹陷。

三间 LI3

主治：咽喉肿痛、身热胸闷。

位置：在手背，第 2 掌指关节桡侧近端凹陷中。

快速取穴：弯曲食指，食指第 3 节后缘，靠拇指侧，触之有凹陷。

合谷 LI4

主治：热病无汗、头痛目眩、鼻塞、鼻渊、耳聋、耳鸣、目赤肿痛、牙痛、龋肿、咽喉肿痛、口疮、口眼㖞斜、腹痛、便秘、糖尿病、老年痴呆、痛风、类风湿性关节炎。

位置：在手背，第 2 掌骨桡侧的中点处。

快速取穴：食指、拇指并拢，肌肉最高点。

阳溪 LI5

主治：目赤肿痛、热病心烦、类风湿性关节炎。

位置：在腕区，腕背侧远端横纹桡侧，桡骨茎突远端，解剖学"鼻烟窝"凹陷中。

快速取穴：手拇指向上翘起时，手腕处与拇指相对应的凹陷处。

偏历 LI6

主治：耳聋、耳鸣、鼻出血、肠鸣腹痛。

位置：在前臂，腕背侧远端横纹上 3 寸，阳溪与曲池连线上。

快速取穴：两手虎口垂直交叉，中指端落于前臂背面处有一凹陷。

温溜 LI7

主治：寒热头痛、面赤面肿、口舌痛。

位置：在前臂，腕横纹上 5 寸，阳溪与曲池连线上。

快速取穴：侧腕屈肘，阳溪与曲池连线中点的前 1 横指处。

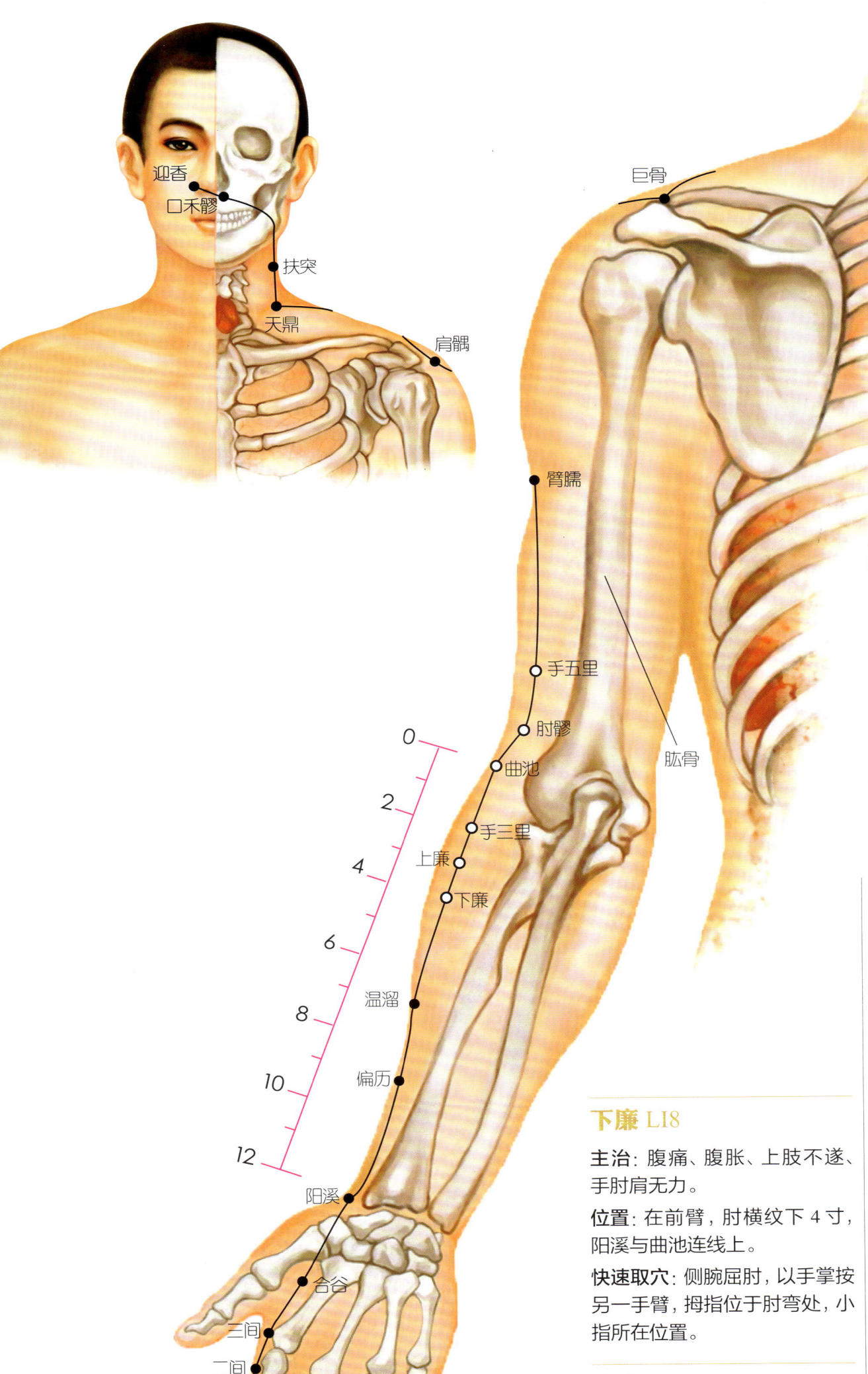

手三里 LI10

主治：腹痛、手臂肿痛、上肢不遂。

位置：在前臂，肘横纹下 2 寸，阳溪与曲池连线上。

快速取穴：曲肘取穴，在肘横纹头下 3 横指处。

曲池 LI11

主治：咽喉肿痛、咳嗽、气喘、热病、腹痛、吐泻、痢疾、便秘、头痛、手臂肿痛、上肢不遂、手肘肩无力、糖尿病、脑血管病后遗症、湿疹。

位置：在肘区，尺泽与肱骨外上髁连线的中点处。

快速取穴：把胳膊弯曲，肘横纹这条细缝靠近肘尖的部位。

下廉 LI8

主治：腹痛、腹胀、上肢不遂、手肘肩无力。

位置：在前臂，肘横纹下 4 寸，阳溪与曲池连线上。

快速取穴：侧腕屈肘，以手掌按另一手臂，拇指位于肘弯处，小指所在位置。

肘髎 LI12

主治：肩臂肘疼痛、上肢麻木、拘挛。

位置：在肘区，肱骨外上髁上缘，髁上嵴的前缘。

快速取穴：屈肘，曲池向外斜上 1 横指，在肱三头肌腱外缘。

上廉 LI9

主治：腹痛、腹胀、吐泻、肠鸣、上肢肿痛、上肢不遂。

位置：在前臂，肘横纹下 3 寸，阳溪与曲池连线上。

快速取穴：下廉向上 2 横指处。

手五里 LI13

主治：手臂肿痛、上肢不遂、疟疾、瘰疬。

位置：在臂部，肘横纹上 3 寸，曲池与肩髃连线上。

快速取穴：手臂外侧，曲池上 4 横指处。

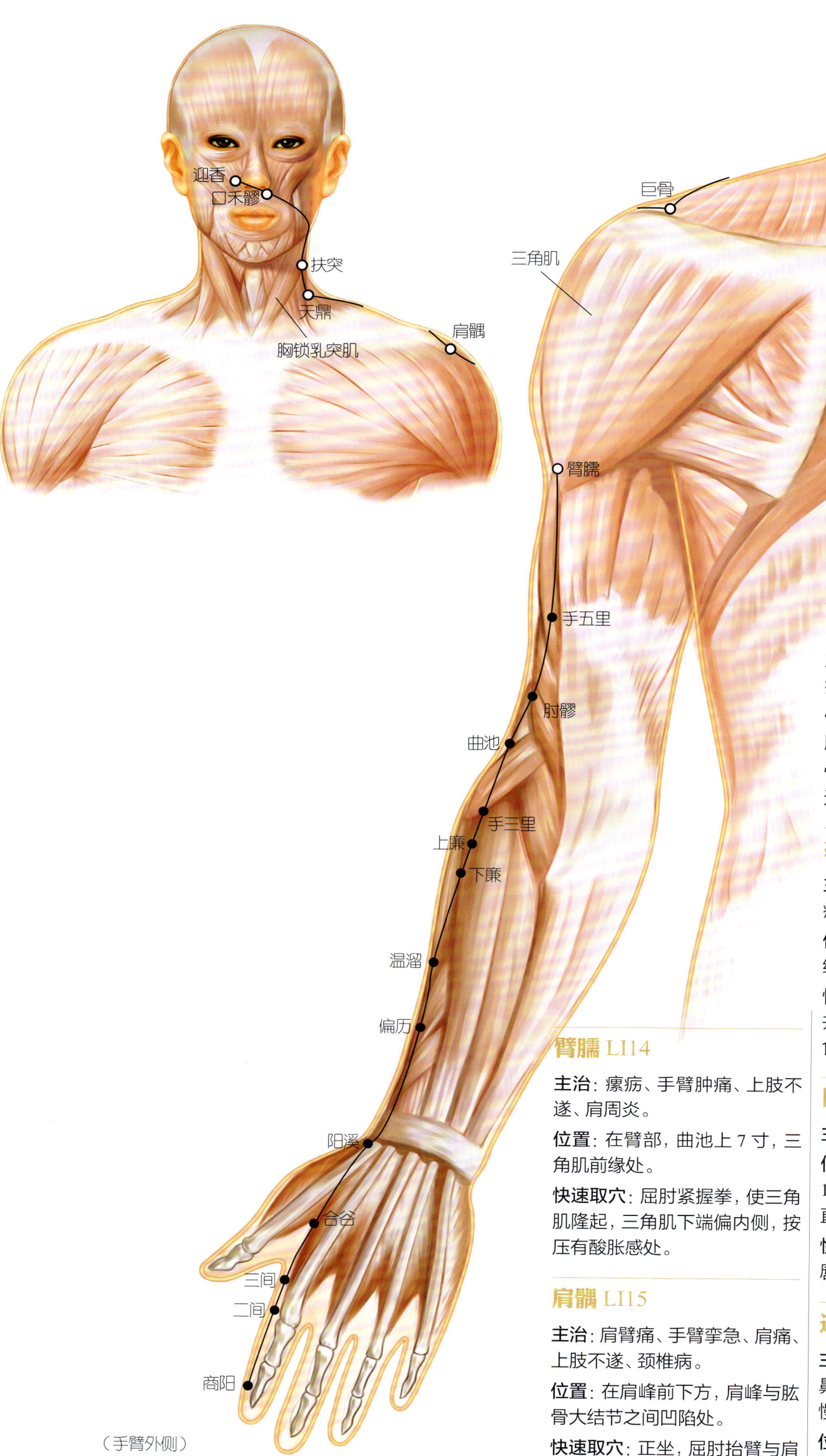

巨骨 LI16

主治：肩臂痛、手臂挛急、半身不遂。

位置：在肩胛区，锁骨肩峰端与肩胛冈之间凹陷中。

快速取穴：沿着锁骨向外摸至肩峰端，再找背部肩胛冈，两者之间凹陷处。

天鼎 LI17

主治：咳嗽、气喘、咽喉肿痛、瘰疬、瘿瘤、梅核气。

位置：在颈部，横平环状软骨，胸锁乳突肌后缘。

快速取穴：扶突与锁骨上窝中央连线中点处。

扶突 LI18

主治：咳嗽、气喘、咽喉肿痛、瘰疬、瘿瘤、梅核气、呃逆。

位置：在胸锁乳突肌区，横平喉结，胸锁乳突肌的前、后缘中间。

快速取穴：拇指弯曲，其余4指并拢，手心向内，小指放喉结旁，食指所在处。

口禾髎 LI19

主治：鼻塞流涕、鼻出血、口㖞。

位置：在面部，横平人中沟上1/3与下2/3交点，鼻孔外缘直下。

快速取穴：鼻孔外缘直下，平鼻唇沟上1/3处。

迎香 LI20

主治：鼻塞不闻香臭、鼻出血、鼻渊、胆道蛔虫、感冒、咳嗽、慢性鼻炎。

位置：在面部，鼻翼外缘中点旁，鼻唇沟中。

快速取穴：鼻孔旁边凹陷处。

臂臑 LI14

主治：瘰疬、手臂肿痛、上肢不遂、肩周炎。

位置：在臂部，曲池上7寸，三角肌前缘处。

快速取穴：屈肘紧握拳，使三角肌隆起，三角肌下端偏内侧，按压有酸胀感处。

肩髃 LI15

主治：肩臂痛、手臂挛急、肩痛、上肢不遂、颈椎病。

位置：在肩峰前下方，肩峰与肱骨大结节之间凹陷处。

快速取穴：正坐，屈肘抬臂与肩同高，另一手中指按压肩尖下，肩前呈现的凹陷处。

第三章 足阳明胃经

足阳明胃经在鼻旁与手阳明大肠经衔接，联系的脏腑器官有鼻、目、上齿、口唇、喉咙和乳房，属胃，络脾，在足大趾与足太阴脾经相接。胃是气血生成的地方，而气血是人体最基本的保障，所以，胃经是人体的后天之本，想健康长寿，想通体康泰，就不要忘了打通胃经，让它时时保持通畅旺盛。

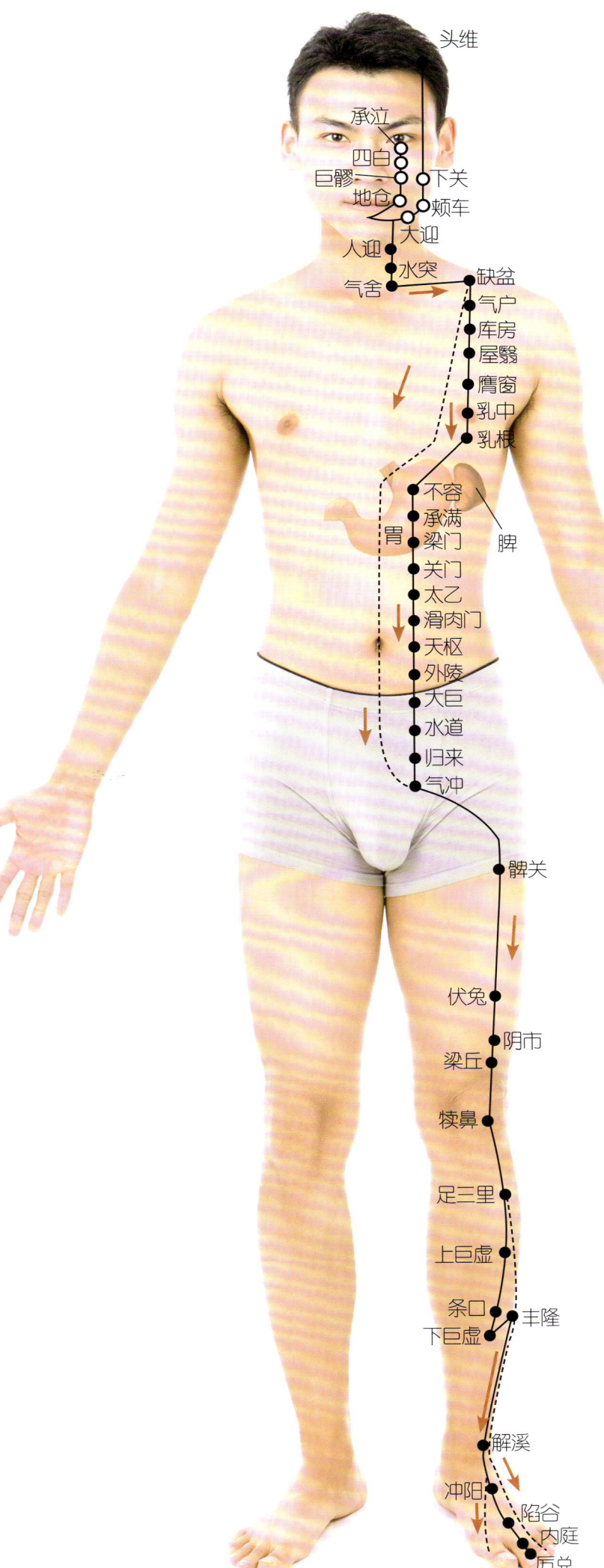

巨髎 ST3
主治：口眼㖞斜、眼睑润动、鼻出血。
位置：在面部，横平鼻翼下缘，瞳孔直下。
快速取穴：直视前方，沿瞳孔直下垂直线向下，与鼻翼下缘水平线交点凹陷处。

地仓 ST4
主治：口角㖞斜、流涎、眼睑润动。
位置：在面部，口角旁开0.4寸（指寸）。
快速取穴：轻闭口，举两手，用食指指甲垂直下压唇角外侧两旁。

大迎 ST5
主治：口角㖞斜、失音。
位置：在面部，下颌角前方，咬肌附着部的前缘凹陷中，面动脉搏动处。
快速取穴：正坐，闭口鼓气，下颌角前下方有一凹陷，下端按之有搏动感处。

颊车 ST6
主治：口眼㖞斜、牙关紧闭、齿痛。
位置：在面部，下颌角前上方1横指（中指）。
快速取穴：使劲咬牙，面部会有一块地方凸出来一个包，那是咬肌，咬肌上有个窝儿即是。

下关 ST7
主治：口眼㖞斜、面痛、慢性咽炎。
位置：在面部，颧弓下缘中央与下颌切迹之间凹陷处。
快速取穴：沿着颊车往上，到耳朵前边，用手摸有一个凹陷，一张嘴这个凹陷里面就有一个包被顶出来，这个包即是。

承泣 ST1
主治：目赤肿痛、迎风流泪、口眼㖞斜。
位置：在面部，眼球与眶下缘之间，瞳孔直下。
快速取穴：食指、中指伸直并拢，中指贴于鼻侧，食指指尖位于下眼眶边缘处。

四白 ST2
主治：目赤痛痒、迎风流泪、眼睑润动、口眼㖞斜。
位置：在面部，眶下孔凹陷处。
快速取穴：食指、中指伸直并拢，中指指腹贴两侧鼻翼，食指指尖所按处。

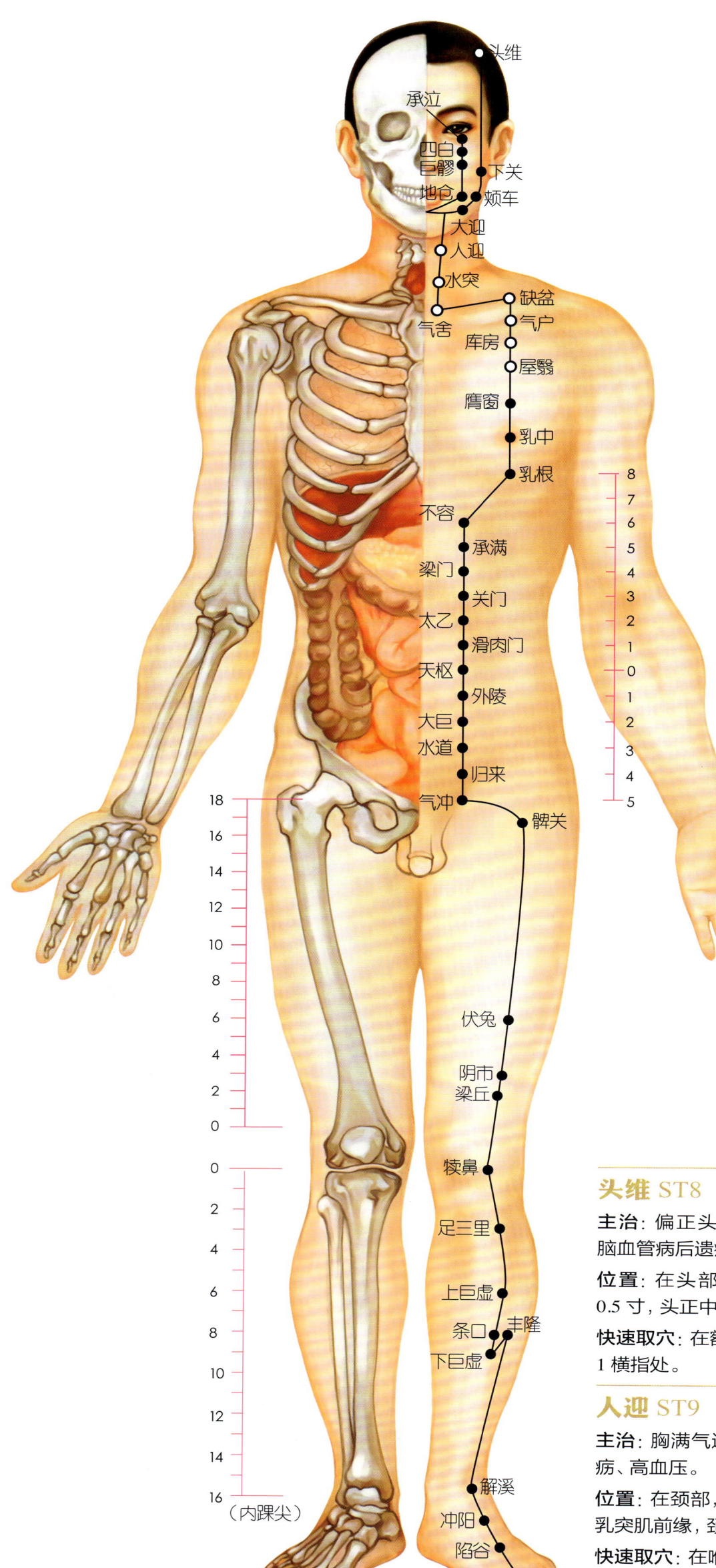

水突 ST10
主治：呼吸喘鸣、咽喉肿痛。
位置：在颈部，横平环状软骨，胸锁乳突肌的前缘。
快速取穴：人迎、气舍连线中点。

气舍 ST11
主治：呼吸喘鸣、咽喉肿痛。
位置：在胸锁乳突肌区，锁骨上小窝，锁骨内侧端上缘，胸锁乳突肌胸骨头与锁骨头中间的凹陷处。
快速取穴：人迎直下，锁骨上缘处。

缺盆 ST12
主治：呼吸喘鸣、咽喉肿痛。
位置：在颈外侧区，锁骨上大窝，锁骨上缘凹陷中，前正中线旁开4寸。
快速取穴：正坐，乳中线直上锁骨上方有一凹陷，凹陷中点处。

气户 ST13
主治：呼吸喘鸣、咽喉肿痛。
位置：在胸部，锁骨下缘，前正中线旁开4寸。
快速取穴：正坐仰靠，乳中线与锁骨下缘相交的凹陷处。

库房 ST14
主治：胸满气逆、呼吸喘鸣、胸胁胀痛、咳嗽喘息。
位置：在胸部，第1肋间隙，前正中线旁开4寸。
快速取穴：正坐，从乳头垂直向上推3个肋间隙，按压有酸胀感处。

屋翳 ST15
主治：胸满气逆、呼吸喘鸣、胸胁胀痛、咳嗽喘息。
位置：在胸部，第2肋间隙，前正中线旁开4寸。
快速取穴：正坐，从乳头垂直向上推2个肋间隙，按压有酸胀感处。

头维 ST8
主治：偏正头痛、目眩、贫血、脑血管病后遗症。
位置：在头部，额角发际直上0.5寸，头正中线旁开4.5寸处。
快速取穴：在额头上，距额头角1横指处。

人迎 ST9
主治：胸满气逆、咽喉肿痛、瘰疬、高血压。
位置：在颈部，横平喉结，胸锁乳突肌前缘，颈总动脉搏动处。
快速取穴：在喉结旁边一摸，有动脉在跳，这个地方即是。

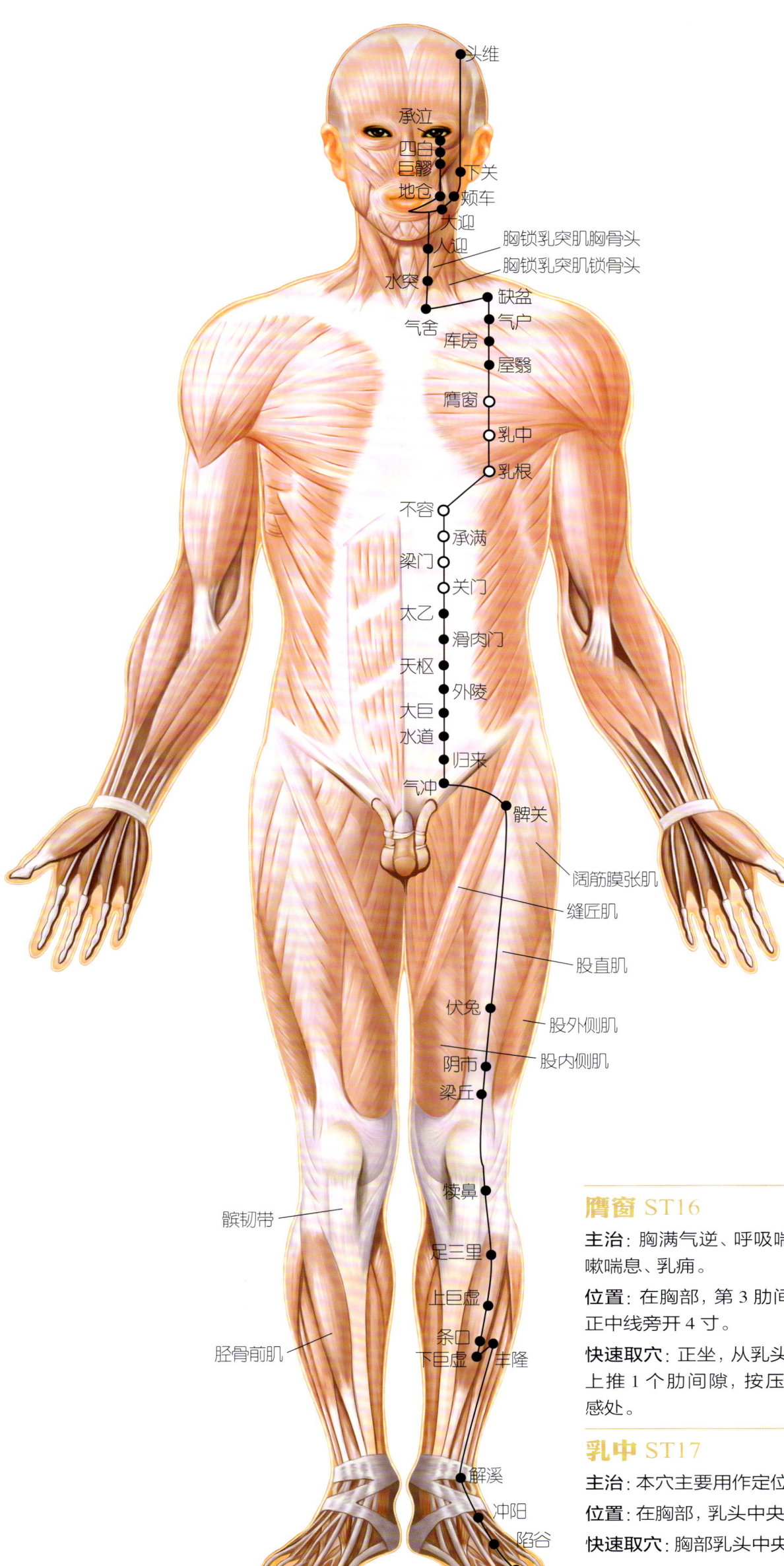

乳根 ST18

主治：胸痛、胸闷、咳喘、乳汁不足、乳痈、噎膈。

位置：在胸部，第5肋间隙，前正中线旁开4寸。

快速取穴：拇指在乳房上，其余4指在乳房下，食指贴于乳房边缘，食指指腹处。

不容 ST19

主治：腹胀、胃痛、呕吐、食欲不振。

位置：在上腹部，脐中上6寸，前正中线旁开2寸。

快速取穴：仰卧，从肚脐向上两个4横指，再水平旁开3横指，按压有酸胀感处。

承满 ST20

主治：胃痛、呕吐、腹胀、肠鸣、食欲不振。

位置：在上腹部，脐中上5寸，前正中线旁开2寸。

快速取穴：不容垂直向下1横指即是。

梁门 ST21

主治：胃痛、呕吐、腹胀、肠鸣、食欲不振、便溏、呕血。

位置：在上腹部，脐中上4寸，前正中线旁开2寸。

快速取穴：仰卧，取肚脐与胸骨连线的中点，再水平旁开3横指处。

关门 ST22

主治：胃痛、呕吐、腹胀、肠鸣、食欲不振。

位置：在上腹部，脐中上3寸，前正中线旁开2寸。

快速取穴：仰卧，从肚脐沿前正中线向上4横指，再水平旁开3横指处。

膺窗 ST16

主治：胸满气逆、呼吸喘鸣、咳嗽喘息、乳痈。

位置：在胸部，第3肋间隙，前正中线旁开4寸。

快速取穴：正坐，从乳头垂直向上推1个肋间隙，按压有酸胀感处。

乳中 ST17

主治：本穴主要用作定位。

位置：在胸部，乳头中央。

快速取穴：胸部乳头中央处。

太乙 ST23
主治：胃痛、呕吐、腹胀、肠鸣、食欲不振。
位置：在上腹部，脐中上 2 寸，前正中线旁开 2 寸。
快速取穴：仰卧，从肚脐沿前正中线向上 3 横指，再水平旁开 3 横指处。

滑肉门 ST24
主治：胃痛、呕吐、腹胀、肠鸣、食欲不振。
位置：在上腹部，脐中上 1 寸，前正中线旁开 2 寸。
快速取穴：仰卧，从肚脐沿前正中线向上 1 横指，再水平旁开 3 横指处。

天枢 ST25
主治：口腔溃疡、月经不调、呕吐纳呆、腹胀肠鸣、赤白痢疾、便秘、高脂血症。
位置：在腹部，横平脐中，前正中线旁开 2 寸。
快速取穴：仰卧，肚脐旁开 3 横指，按压有酸胀感处。

外陵 ST26
主治：胃脘痛、腹痛、腹胀、疝气、痛经等。
位置：在下腹部，脐中下 1 寸，前正中线旁开 2 寸。
快速取穴：仰卧，从肚脐沿前正中线向下 1 横指，再水平旁开 3 横指处。

大巨 ST27
主治：便秘、腹痛、遗精、早泄、阳痿、疝气、小便不利、慢性前列腺炎。
位置：在下腹部，脐中下 2 寸，前正中线旁开 2 寸。
快速取穴：仰卧，从肚脐沿前正中线向下 3 横指，再水平旁开 3 横指处。

水道 ST28
主治：便秘、腹痛、小腹胀痛、痛经、小便不利、慢性前列腺炎。
位置：在下腹部，脐中下 3 寸，前正中线旁开 2 寸。
快速取穴：仰卧，从肚脐沿前正中线向下 4 横指，再水平旁开 3 横指处。

归来 ST29
主治：腹痛、阴塞上缩入腹、疝气、闭经、白带。
位置：在下腹部，脐中下 4 寸，前正中线旁开 2 寸。
快速取穴：仰卧，从耻骨联合上缘沿前正中线向上 1 横指，再水平旁开 3 横指处。

气冲 ST30
主治：阳痿、疝气、不孕、腹痛、月经不调。
位置：在腹股沟区，耻骨联合上缘，前正中线旁开 2 寸，动脉搏动处。
快速取穴：仰卧，从耻骨联合上缘中点水平旁开 3 横指即是。

髀关 ST31
主治：腰膝疼痛、下肢酸软麻木。
位置：在股前区，股直肌近端、缝匠肌与阔筋膜张肌 3 条肌肉之间凹陷中。
快速取穴：仰卧屈股，大腿前髂前上棘与髌底外缘连线和会阴相平的连线交点。

伏兔 ST32
主治：腰膝疼痛、下肢酸软麻木。
位置：在股前区，髌底上 6 寸，髂前上棘与髌底外侧端的连线上。
快速取穴：屈膝 90°，手指并拢压腿上，掌后第 1 横纹中点按在髌骨上缘中点，中指尖端处。

阴市 ST33
主治：腿膝冷痛、麻痹、下肢不遂。
位置：在股前区，髌底上 3 寸，股直肌腱外侧缘。
快速取穴：正坐屈膝，髌底外侧直上 4 横指，按压有痛感处。

梁丘 ST34
主治：胃脘疼痛、肠鸣泄泻、膝胫痹痛。
位置：在股前区，髌底上 2 寸，股外侧肌与股直肌腱之间。
快速取穴：坐位，下肢用力蹬直，髌骨外上缘上方凹陷正中处。

犊鼻 ST35
主治：膝部痛、腰痛、冷痹不仁。
位置：在膝前区，髌韧带外侧凹陷中。
快速取穴：坐位，下肢用力蹬直，膝盖下面外侧凹陷处。

足三里 ST36
主治：胃痛、呕吐、腹胀、肠鸣、消化不良、泄泻、便秘、痢疾、疳积、不寐、遗尿、产后腰痛、下肢不遂、高血压、低血压、痛风、头晕。
位置：在小腿前外侧，犊鼻下 3 寸，犊鼻与解溪连线上。
快速取穴：站位弯腰，同侧手虎口围住髌骨上外缘，余 4 指向下，中指指尖处。

上巨虚 ST37
主治：泄泻、便秘、腹胀、肠鸣、肠痈。
位置：在小腿外侧，犊鼻下 6 寸，犊鼻与解溪连线上。
快速取穴：坐位屈膝，足三里向下 4 横指凹陷处。

条口 ST38
主治：肩背痛。
位置：在小腿外侧，犊鼻下 8 寸，犊鼻与解溪连线上。
快速取穴：坐位屈膝，足三里直下，外膝眼与外踝尖连线的中点。

下巨虚 ST39
主治：肠鸣、腹痛。
位置：在小腿外侧，犊鼻下 9 寸，犊鼻与解溪连线上。
快速取穴：坐位屈膝，足三里向下 6 寸凹陷处。

丰隆 ST40
主治：痰涎、胃痛、便秘、癫狂、善笑、痫证、多寐、脏躁、梅核气、咳逆、哮喘、高脂血症。
位置：在小腿外侧，外踝尖上 8 寸，胫骨前肌的外缘。
快速取穴：坐位屈膝，犊鼻与外踝尖连线中点，距离胫骨前嵴 2 横指处。

解溪 ST41
主治：踝关节及其周围软组织疾患。
位置：在踝区，踝关节前面中央凹陷中，足跗长伸肌腱与趾长伸肌腱之间。
快速取穴：足背与小腿交界处的横纹中央凹陷处，位于足背两条肌腱之间。

冲阳 ST42
主治：善惊、狂疾。
位置：在足背，第 2 跖骨基底部与中间楔状骨关节处，足背动脉搏动处。
快速取穴：足背最高处，两条肌腱之间，按之有动脉搏动感处。

陷谷 ST43
主治：足背肿痛。
位置：在足背，第 2、第 3 跖骨间，第 2 跖趾关节近端凹陷中。
快速取穴：足背第 2、第 3 跖骨结合部前方凹陷处，按压有酸胀感处。

内庭 ST44
主治：腹痛、腹胀、泄泻、齿痛、头面痛、咽喉肿痛、鼻出血、心烦、失眠多梦、狂证、足背肿痛、跖趾关节痛。
位置：在足背，第 2、第 3 趾间，趾蹼缘后方赤白肉际处。
快速取穴：足背第 2、第 3 趾之间，皮肤颜色深浅交界处。

厉兑 ST45
主治：多梦。
位置：在足趾，第 2 趾末节外侧，趾甲根角侧后方 0.1 寸（指寸）。
快速取穴：足背第 2 趾趾甲外侧缘与趾甲下缘各做一垂线，交点处即是。

第四章 足太阴脾经

足太阴脾经在足大趾与足阳明胃经相衔接，联系的脏腑器官有咽、舌，属脾，络胃，注心中，在胸部与手少阴心经相接。络脉从本经分出，走向足阳明经，进入腹腔，联络肠胃。脾气旺盛的人，面色红润，肌肉丰满，精力充沛。另外，脾主统血，脾经是值得所有人用一生关注的统血大经，对于女性来说，更是真正的健康守护神。

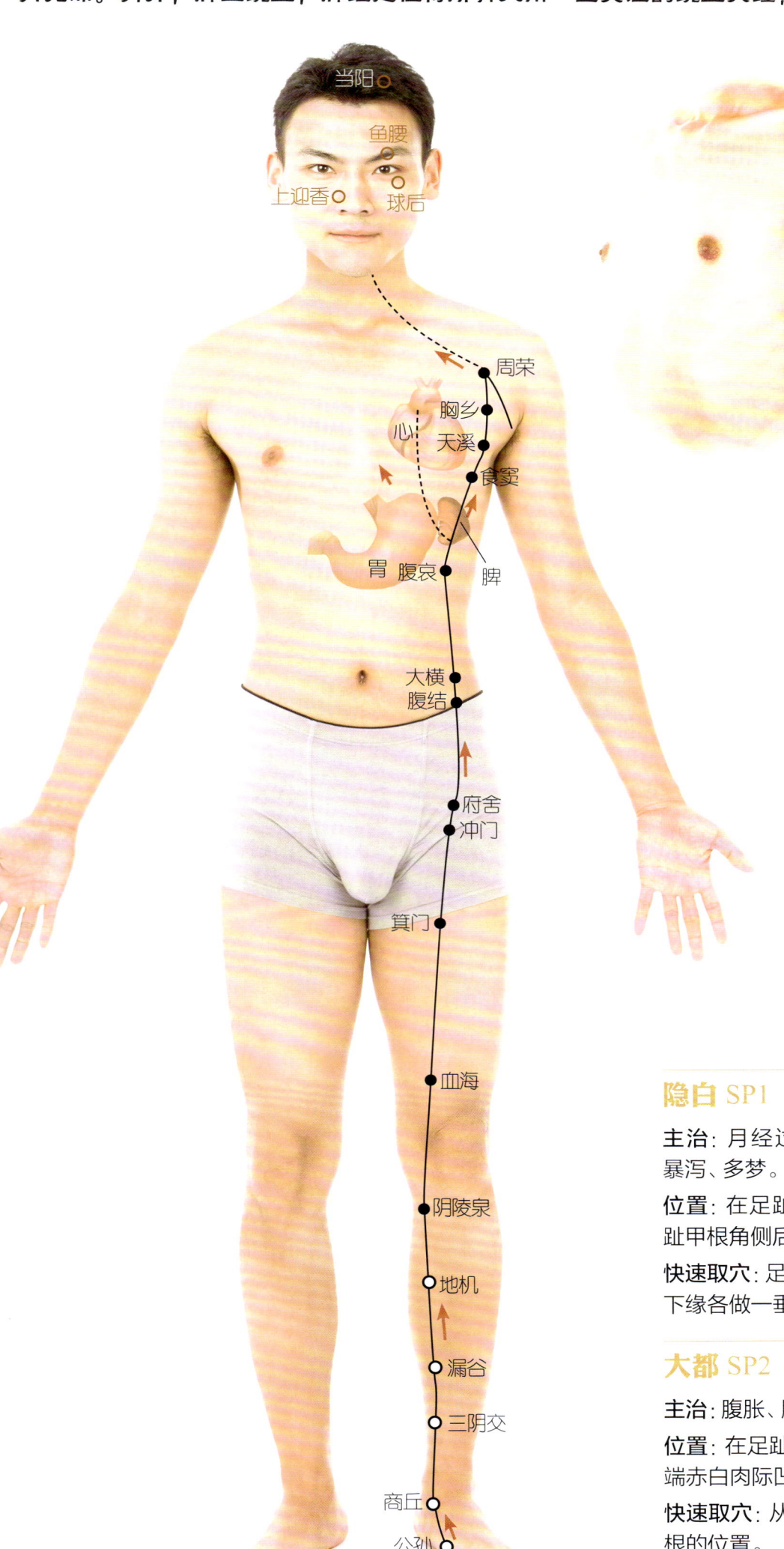

太白 SP3
主治：胃痛、腹胀、腹痛、肠鸣、呕吐、泄泻。
位置：在跖区，第1跖趾关节近端赤白肉际凹陷处。
快速取穴：大脚趾根部往脚背方向下有一块凸起的骨头，太白在这块骨头的后面。

公孙 SP4
主治：呕吐、腹痛、胃脘痛、肠鸣、泄泻、痢疾。
位置：在跖区，第1跖骨底的前下缘赤白肉际处。
快速取穴：垂足，足大趾内侧后方，第1跖骨基底部的前下方。

商丘 SP5
主治：两足无力、足踝痛。
位置：在踝区，内踝前下方，舟骨粗隆与内踝尖连线中点凹陷中。
快速取穴：足内踝前下方凹陷处。

三阴交 SP6
主治：脾胃虚弱、肠鸣腹胀、腹痛、泄泻、胃痛、呕吐、呃逆、月经不调、遗尿、遗精、盆腔炎。
位置：在小腿内侧，内踝尖上3寸，胫骨内侧缘后际。
快速取穴：正坐或仰卧，胫骨内侧面后缘，内踝尖直上4横指。

隐白 SP1
主治：月经过多、崩漏、腹胀、暴泻、多梦。
位置：在足趾，大趾末节内侧，趾甲根角侧后方0.1寸（指寸）。
快速取穴：足大趾趾甲内侧缘与下缘各做一垂线之交点处。

大都 SP2
主治：腹胀、腹痛、胃痛。
位置：在足趾，第1跖趾关节远端赤白肉际凹陷处。
快速取穴：从隐白往上，大脚趾根的位置。

漏谷 SP7
主治：肠鸣腹胀、腹痛、水肿、小便不利。
位置：在小腿内侧，内踝尖上6寸，胫骨内侧缘后际。
快速取穴：正坐或仰卧，三阴交直上3横指，胫骨内侧面后缘。

地机 SP8
主治：腹胀腹痛、月经不调。
位置：在小腿内侧，阴陵泉下3寸，胫骨内侧缘后际。
快速取穴：阴陵泉直下4横指。

注：○为经外奇穴，见附录介绍（54页）。

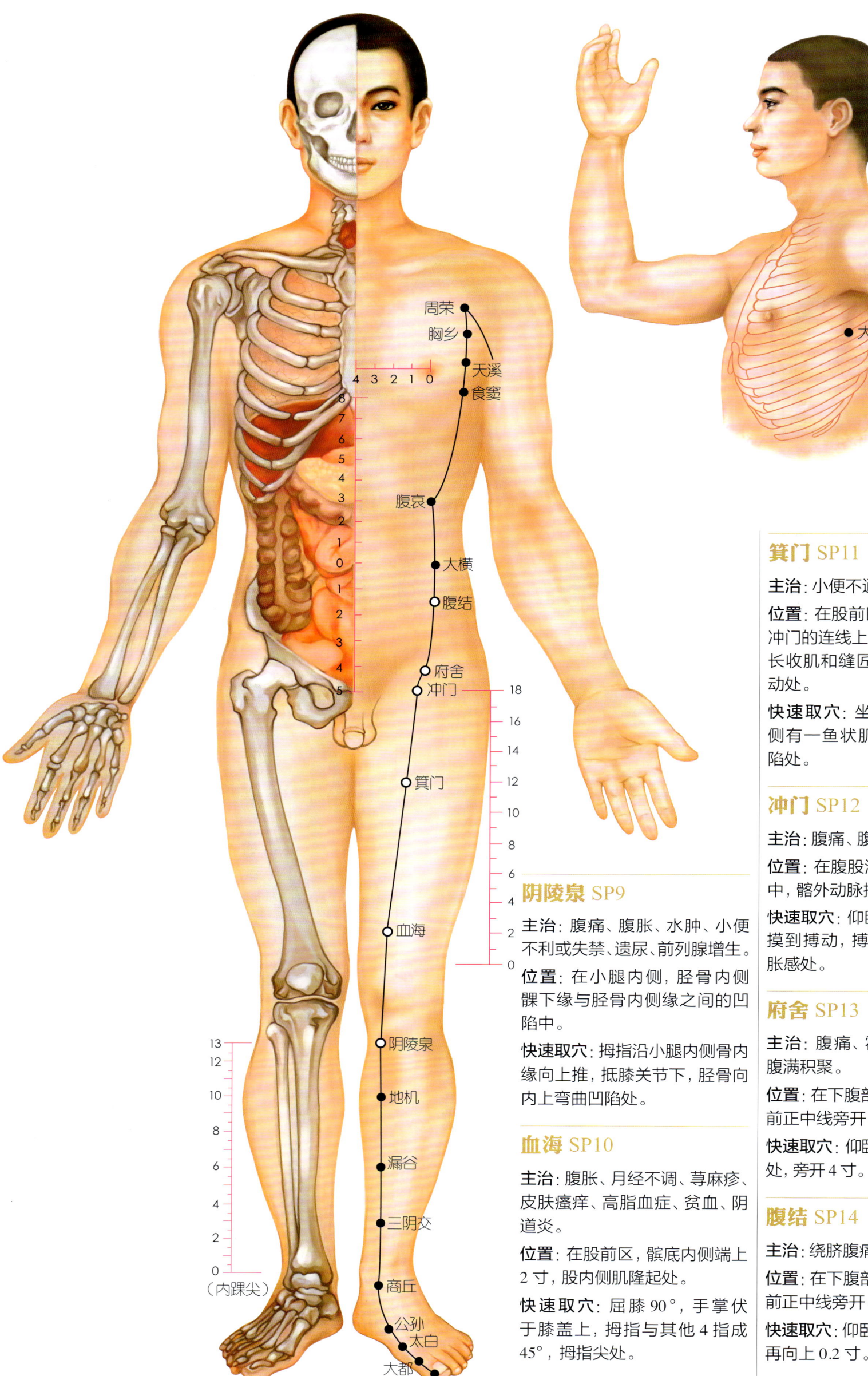

箕门 SP11

主治：小便不通、遗尿。

位置：在股前区，髌底内侧端与冲门的连线上 1/3 与下 2/3 交点，长收肌和缝匠肌交角的动脉搏动处。

快速取穴：坐位绷腿，大腿内侧有一鱼状肌肉隆起，鱼尾凹陷处。

冲门 SP12

主治：腹痛、腹胀、小便不利。

位置：在腹股沟区，腹股沟斜纹中，髂外动脉搏动处的外侧。

快速取穴：仰卧，腹股沟外侧可摸到搏动，搏动外侧按压有酸胀感处。

府舍 SP13

主治：腹痛、霍乱吐泻、疝气、腹满积聚。

位置：在下腹部，脐中下 4.3 寸，前正中线旁开 4 寸。

快速取穴：仰卧，曲骨直上 0.7 寸处，旁开 4 寸。

腹结 SP14

主治：绕脐腹痛、泄泻、疝气。

位置：在下腹部，脐中下 1.3 寸，前正中线旁开 4 寸。

快速取穴：仰卧，气海旁开 4 寸，再向上 0.2 寸。

阴陵泉 SP9

主治：腹痛、腹胀、水肿、小便不利或失禁、遗尿、前列腺增生。

位置：在小腿内侧，胫骨内侧髁下缘与胫骨内侧缘之间的凹陷中。

快速取穴：拇指沿小腿内侧骨内缘向上推，抵膝关节下，胫骨向内上弯曲凹陷处。

血海 SP10

主治：腹胀、月经不调、荨麻疹、皮肤瘙痒、高脂血症、贫血、阴道炎。

位置：在股前区，髌底内侧端上 2 寸，股内侧肌隆起处。

快速取穴：屈膝 90°，手掌伏于膝盖上，拇指与其他 4 指成 45°，拇指尖处。

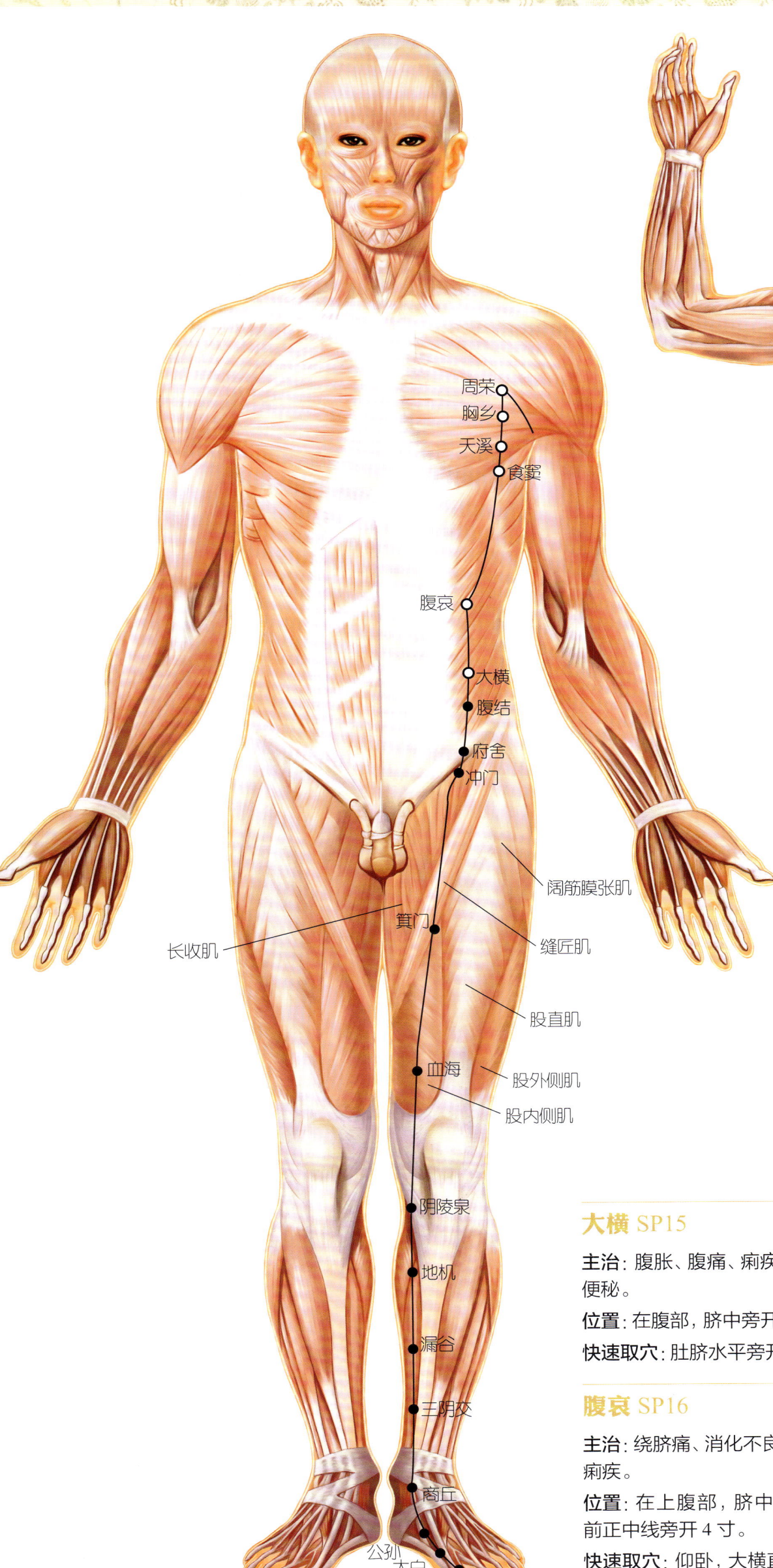

食窦 SP17
主治：胸胁胀痛、胸背痛。
位置：在胸部，第5肋间隙，前正中线旁开6寸。
快速取穴：仰卧，乳头旁开3横指，再向下1个肋间隙处。

天溪 SP18
主治：胸部疼痛、咳嗽、胸胁胀痛。
位置：在胸部，第4肋间隙，前正中线旁开6寸。
快速取穴：仰卧，乳头旁开3横指处，乳头所在肋间隙。

胸乡 SP19
主治：胸部疼痛、咳嗽、胸胁胀痛。
位置：在胸部，第3肋间隙，前正中线旁开6寸。
快速取穴：仰卧，乳头旁开3横指，再向上1个肋间隙。

周荣 SP20
主治：胸胁胀满、胁肋痛、咳嗽。
位置：在胸部，第2肋间隙，前正中线旁开6寸。
快速取穴：仰卧，乳头旁开3横指，再向上2个肋间隙。

大包 SP21
主治：胸胁痛、气喘。
位置：在胸外侧区，第6肋间隙，在腋中线上。
快速取穴：正坐侧身或仰卧，沿腋中线自上而下摸到第6肋间隙处。

大横 SP15
主治：腹胀、腹痛、痢疾、泄泻、便秘。
位置：在腹部，脐中旁开4寸。
快速取穴：肚脐水平旁开4寸。

腹哀 SP16
主治：绕脐痛、消化不良、便秘、痢疾。
位置：在上腹部，脐中上3寸，前正中线旁开4寸。
快速取穴：仰卧，大横直上4横指处。

第四章 足太阴脾经

第五章 手少阴心经

手少阴心经在心中与足太阴脾经的支脉衔接，联系的脏腑器官有心系、食管、目系，属心，络小肠，在手小指与手太阳小肠经相接。心经，顾名思义属于心，它如果出现问题，人就会感到心烦意乱、胁痛等，故称"心为君主之官"。心经对于心脏疾病有很好的调理作用。

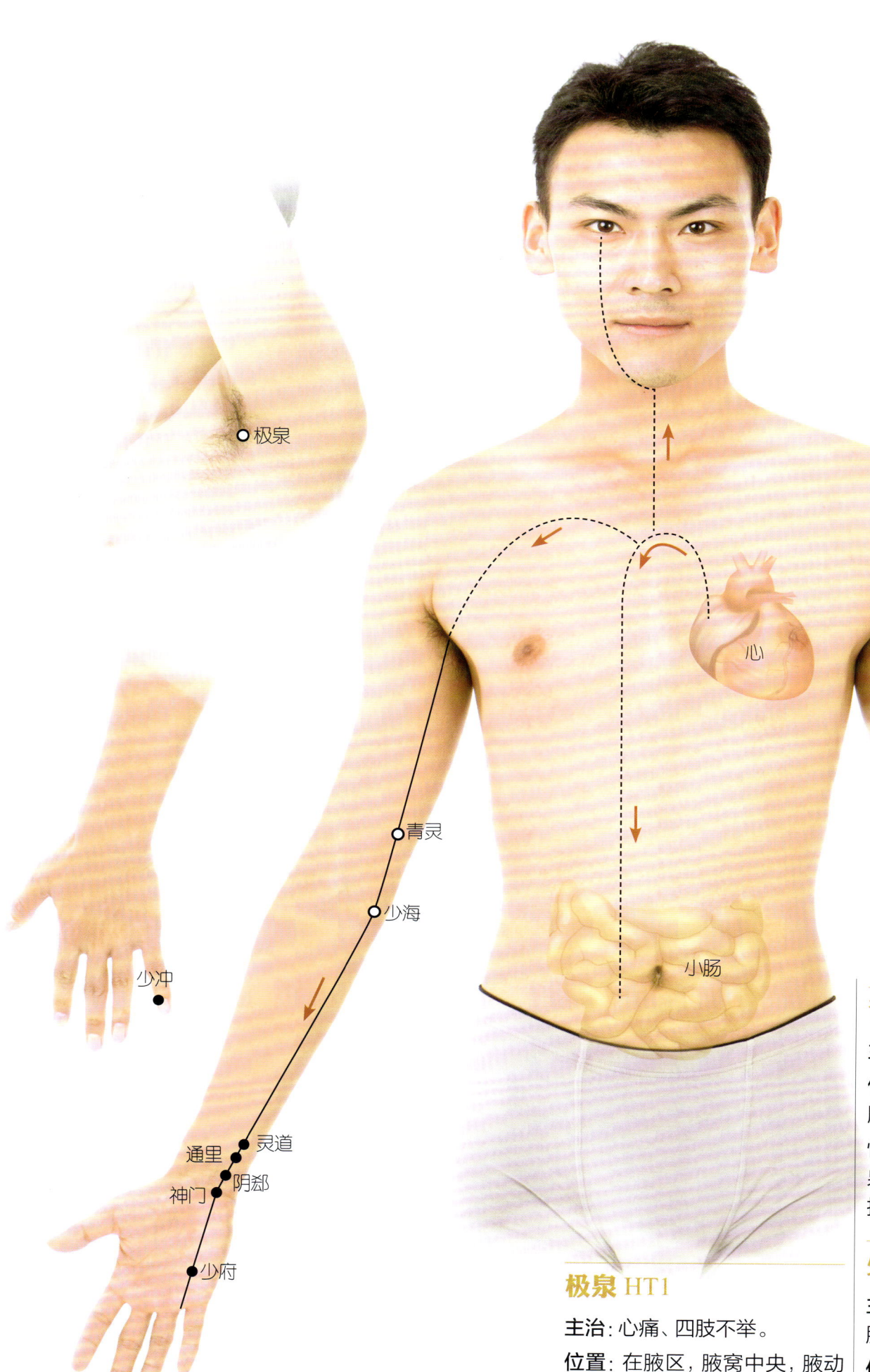

极泉 HT1
主治：心痛、四肢不举。
位置：在腋区，腋窝中央，腋动脉搏动处。
快速取穴：腋窝正中，腋动脉搏动处。

青灵 HT2
主治：头痛、肩臂痛。
位置：在臂前区，肘横纹上3寸，肱二头肌的内侧沟中。
快速取穴：伸臂，确定少海与极泉位置，从少海沿两者连线4横指处。

少海 HT3
主治：心痛、癫狂、善笑、痫证、肘臂挛痛、麻木。
位置：在肘前区，横平肘横纹，肱骨内上髁前缘。
快速取穴：屈肘90°，肘横纹内侧端凹陷处。

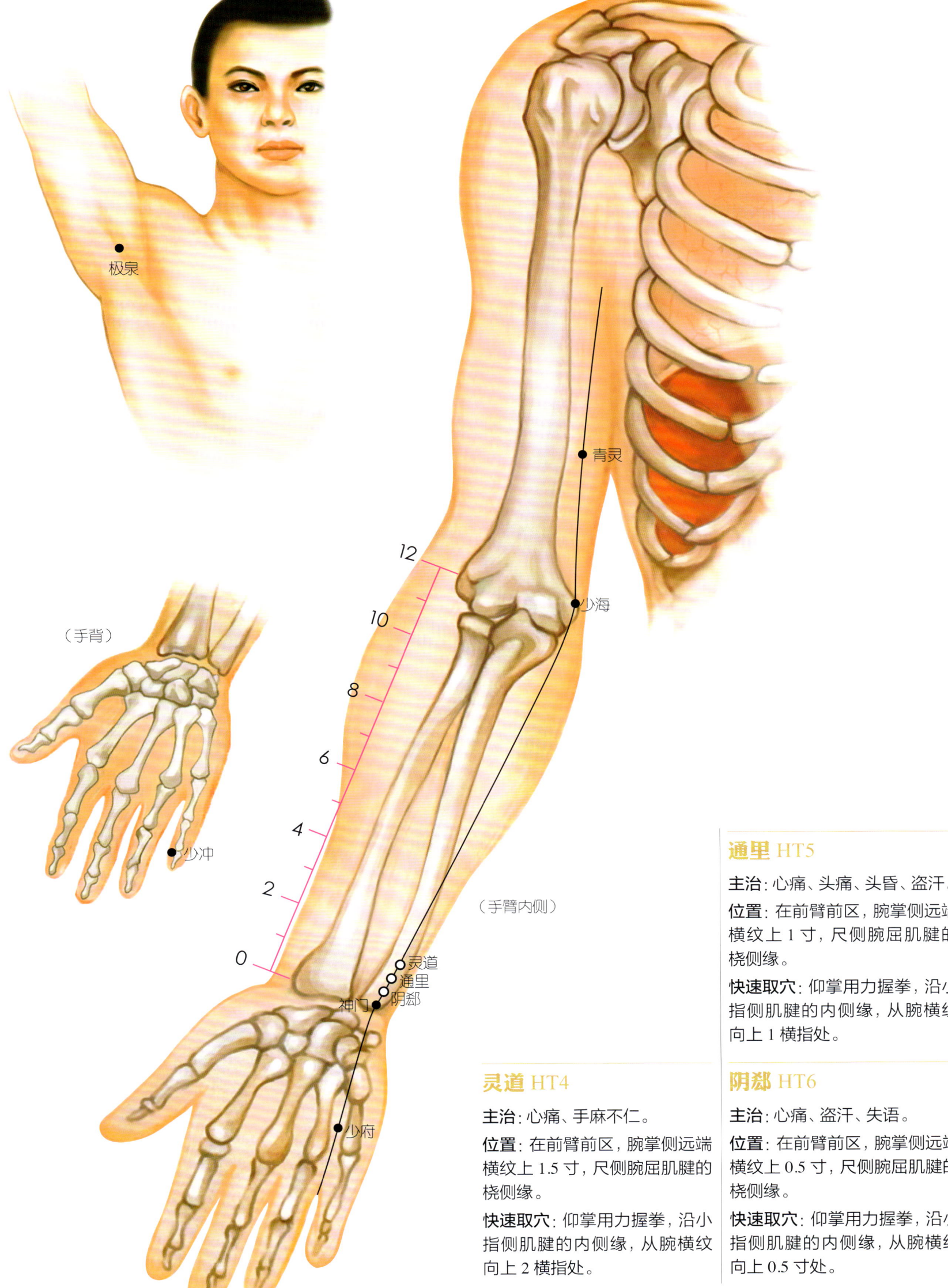

通里 HT5

主治：心痛、头痛、头昏、盗汗。

位置：在前臂前区，腕掌侧远端横纹上1寸，尺侧腕屈肌腱的桡侧缘。

快速取穴：仰掌用力握拳，沿小指侧肌腱的内侧缘，从腕横纹向上1横指处。

灵道 HT4

主治：心痛、手麻不仁。

位置：在前臂前区，腕掌侧远端横纹上1.5寸，尺侧腕屈肌腱的桡侧缘。

快速取穴：仰掌用力握拳，沿小指侧肌腱的内侧缘，从腕横纹向上2横指处。

阴郄 HT6

主治：心痛、盗汗、失语。

位置：在前臂前区，腕掌侧远端横纹上0.5寸，尺侧腕屈肌腱的桡侧缘。

快速取穴：仰掌用力握拳，沿小指侧肌腱的内侧缘，从腕横纹向上0.5寸处。

第五章 手少阴心经 19

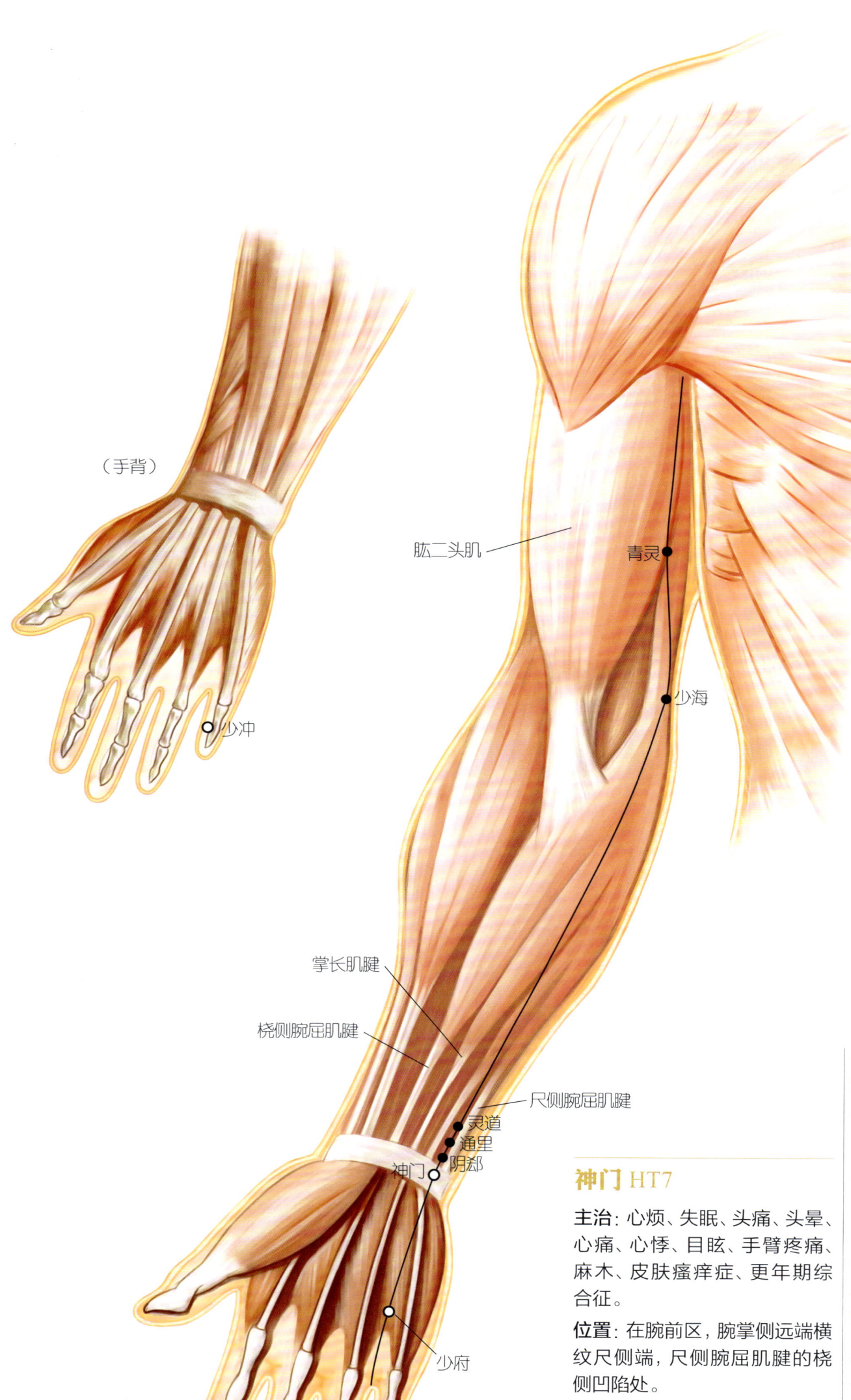

神门 HT7

主治：心烦、失眠、头痛、头晕、心痛、心悸、目眩、手臂疼痛、麻木、皮肤瘙痒症、更年期综合征。

位置：在腕前区，腕掌侧远端横纹尺侧端，尺侧腕屈肌腱的桡侧凹陷处。

快速取穴：微握掌，另手四指握住手腕，屈拇指，指甲尖所到凹陷处。

少府 HT8

主治：心悸、胸痛、善笑、悲恐、善惊、掌中热、臂神经痛。

位置：在手掌，横平第5掌指关节近端，第4、第5掌骨之间。

快速取穴：握拳，小指尖所指骨缝中。

少冲 HT9

主治：癫狂、热病、中风昏迷。

位置：在手指，小指末节桡侧，指甲根角侧上方0.1寸（指寸）。

快速取穴：伸小指，沿指甲底部与指桡侧引线交点处。

第六章 手太阳小肠经

手太阳小肠经在手小指与手少阴心经相衔接，联系的脏腑器官有食管、横膈、胃、心、小肠、耳、目内外眦，在目内眦与足太阳膀胱经相接。心与小肠相表里，小肠经是靠心经供应气血的，如果心脏有问题，小肠经就先有征兆，所以，手太阳小肠经是反映心脏能力的镜子。

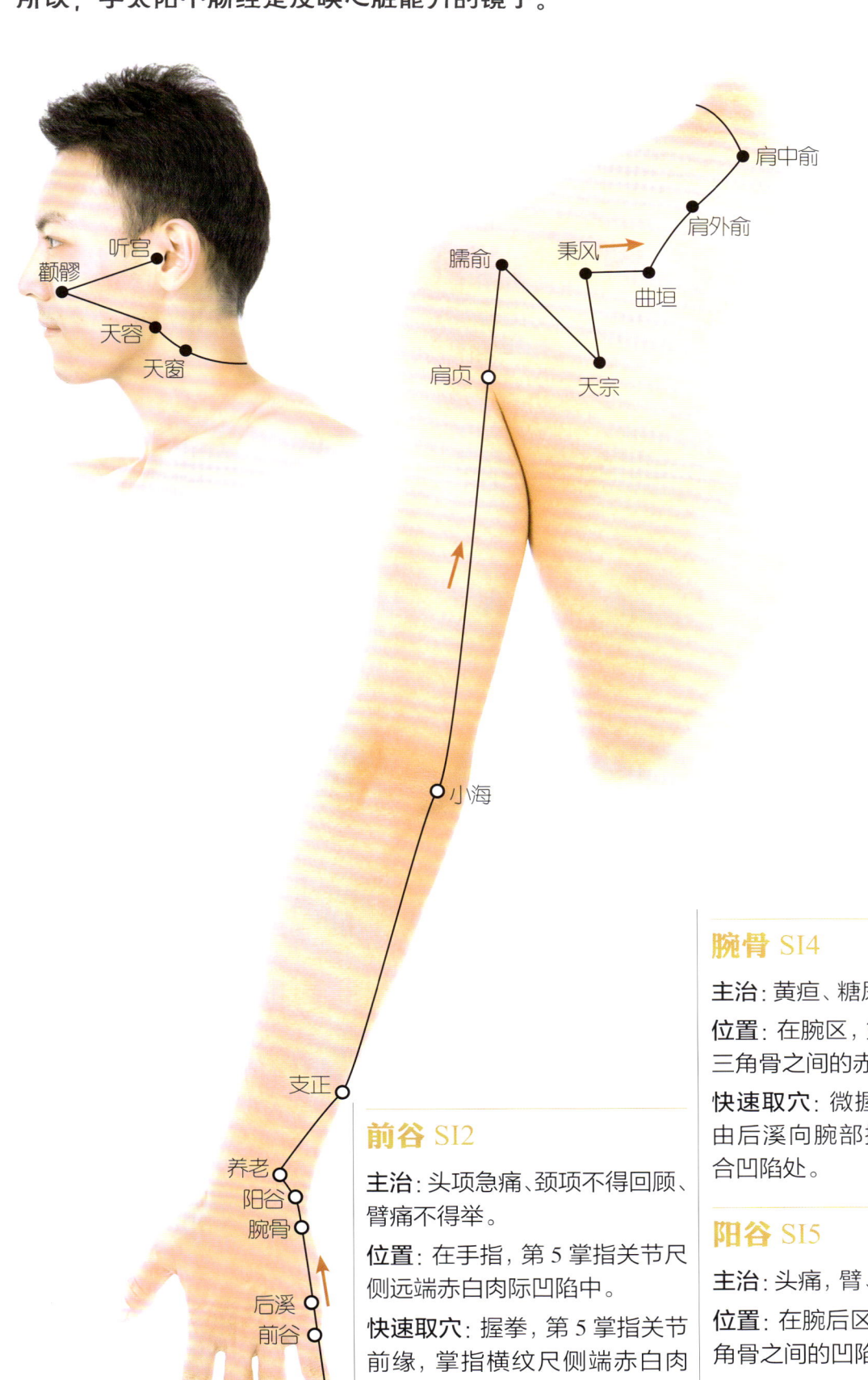

少泽 SI1
主治：中风昏迷、目生翳膜、产后缺乳。
位置：在手指，小指末节尺侧，距指甲根角侧上方 0.1 寸（指寸）。
快速取穴：伸小指，沿指甲底部与指尺侧引线交点处。

前谷 SI2
主治：头项急痛、颈项不得回顾、臂痛不得举。
位置：在手指，第 5 掌指关节尺侧远端赤白肉际凹陷中。
快速取穴：握拳，第 5 掌指关节前缘，掌指横纹尺侧端赤白肉际处。

后溪 SI3
主治：头项急痛、颈项不得回顾、颈肩部疼痛、疟疾、黄疸、感冒。
位置：在手内侧，第 5 掌指关节尺侧近端赤白肉际凹陷中。
快速取穴：握拳，第 5 掌指关节后缘，掌指横纹尺侧端赤白肉际处。

腕骨 SI4
主治：黄疸、糖尿病。
位置：在腕区，第 5 掌骨基底与三角骨之间的赤白肉际凹陷处。
快速取穴：微握拳，掌心向胸，由后溪向腕部推，摸到两骨结合凹陷处。

阳谷 SI5
主治：头痛，臂、腕外侧痛。
位置：在腕后区，尺骨茎突与三角骨之间的凹陷中。
快速取穴：侧掌，沿赤白肉际，自腕骨向上推，骨端凹陷中。

养老 SI6
主治：目视不明、急性腰痛。
位置：在前臂后区，腕背横纹上 1 寸，尺骨头桡侧凹陷中。
快速取穴：屈腕掌心向胸，沿小指侧隆起高骨往桡侧推，触及一骨缝处。

支正 SI7
主治：腰背酸痛、四肢无力。
位置：在前臂后区，腕背侧远端横纹上 5 寸，尺骨尺侧与尺侧腕屈肌之间。
快速取穴：取阳谷与小海，两者连线中点向下 1 横指处。

小海 SI8
主治：癫狂、痫证。
位置：在肘后区，尺骨鹰嘴与肱骨内上髁之间凹陷中。
快速取穴：屈肘，肘尖最高点与肘部内侧高骨最高点间凹陷处。

肩贞 SI9
主治：肩胛痛、手臂麻痛。
位置：在肩胛区，肩关节后下方，腋后纹头直上 1 寸。
快速取穴：正坐垂臂，从腋后纹头向上 1 横指处。

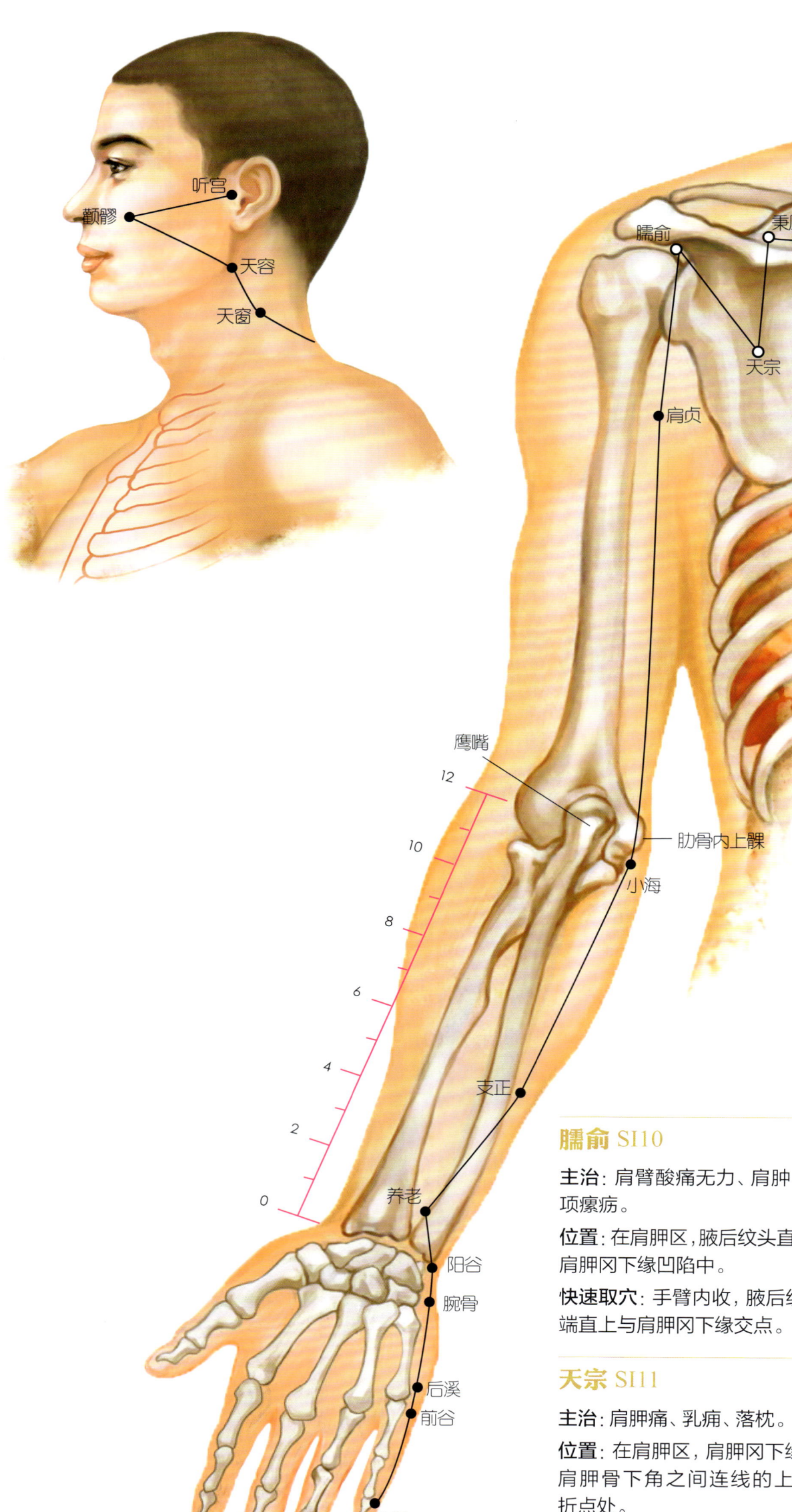

秉风 SI12

主治：肩胛疼痛不举。

位置：在肩胛区，肩胛冈上窝中点。

快速取穴：举臂，天宗直上，肩胛部凹陷处。

臑俞 SI10

主治：肩臂酸痛无力、肩肿、颈项瘰疬。

位置：在肩胛区，腋后纹头直上，肩胛冈下缘凹陷中。

快速取穴：手臂内收，腋后纹末端直上与肩胛冈下缘交点。

曲垣 SI13

主治：肩胛拘挛疼痛、肩胛疼痛不举、上肢酸麻、咳嗽。

位置：在肩胛区，肩胛冈内侧端上缘凹陷中。

快速取穴：低头，后颈部最突起椎体往下数2个椎体，即第2胸椎棘突，与臑俞连线中点处。

天宗 SI11

主治：肩胛痛、乳痈、落枕。

位置：在肩胛区，肩胛冈下缘与肩胛骨下角之间连线的上1/3折点处。

快速取穴：以对侧手，由颈下过肩，手伸向肩胛骨处，中指指腹所在处。

肩外俞 SI14

主治：肩背酸痛、颈项僵硬、上肢冷痛。

位置：在脊柱区，第1胸椎棘突下，后正中线旁开3寸。

快速取穴：低头，后颈部最突起椎体往下数1个椎体处，旁开4横指处。

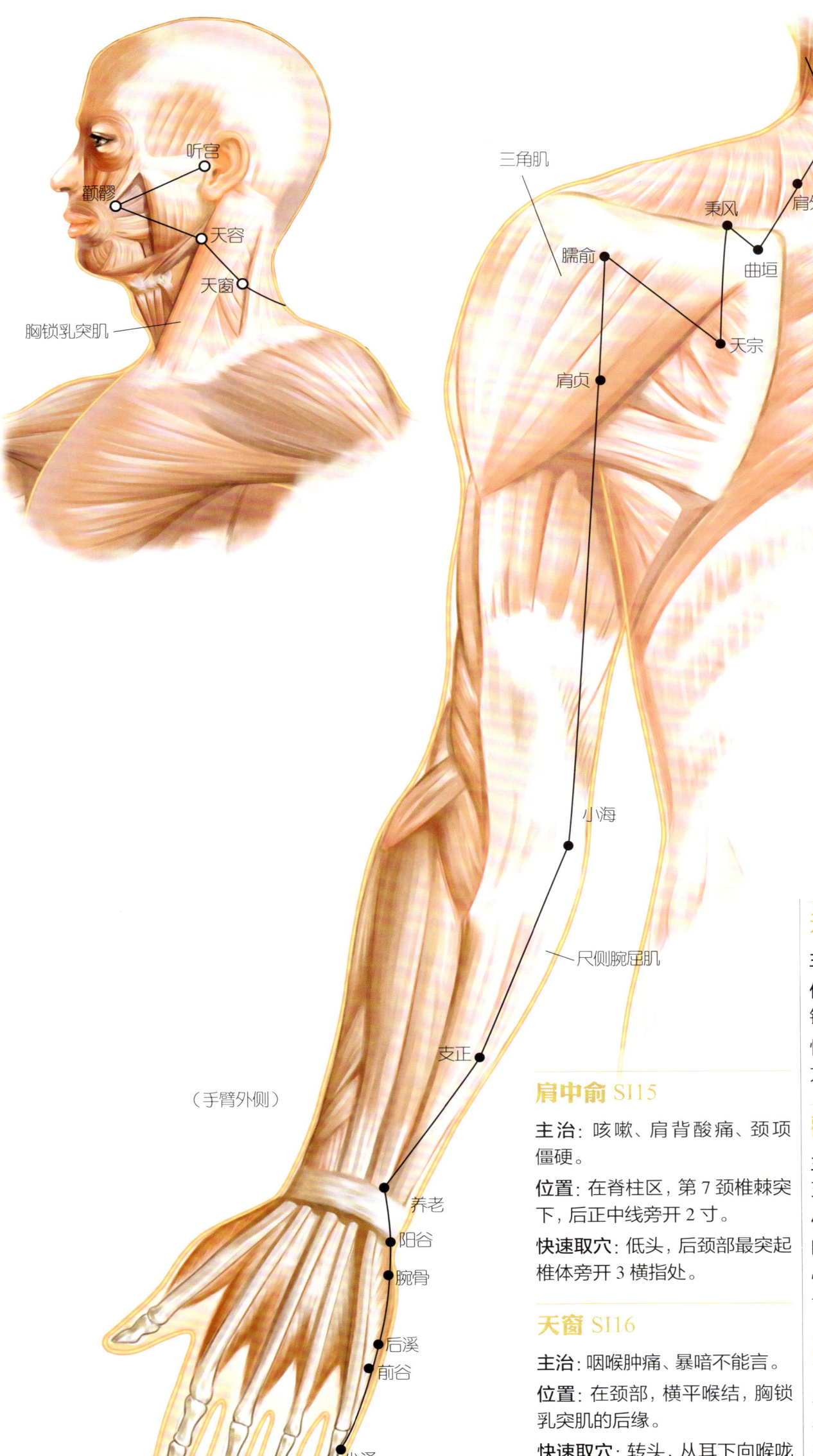

天容 SI17
主治：咽喉肿痛、头项痛肿。
位置：在颈部，下颌角后方，胸锁乳突肌的前缘凹陷中。
快速取穴：耳垂下方的下颌角后方凹陷处。

颧髎 SI18
主治：面痛、眼睑瞤动、口㖞、牙龈肿痛。
位置：在面部，颧骨下缘，目外眦直下凹陷中。
快速取穴：在面部，颧骨最高点下缘凹陷处。

听宫 SI19
主治：耳鸣、耳聋、中耳炎。
位置：在面部，耳屏正中与下颌髁突之间的凹陷中。
快速取穴：微张口，耳屏与下颌关节之间凹陷处。

肩中俞 SI15
主治：咳嗽、肩背酸痛、颈项僵硬。
位置：在脊柱区，第7颈椎棘突下，后正中线旁开2寸。
快速取穴：低头，后颈部最突起椎体旁开3横指处。

天窗 SI16
主治：咽喉肿痛、暴喑不能言。
位置：在颈部，横平喉结，胸锁乳突肌的后缘。
快速取穴：转头，从耳下向喉咙中央走行的绷紧的肌肉后缘与喉结相平处。

第七章 足太阳膀胱经

足太阳膀胱经在内眼角与手太阳小肠经衔接，联系的脏腑器官有目、鼻、脑，属膀胱，络肾，在足小趾与足少阴肾经相接。不论是眼部疾病，还是腿部疾病，抑或是后背脊椎问题，都可以找膀胱经上的大穴来解决。

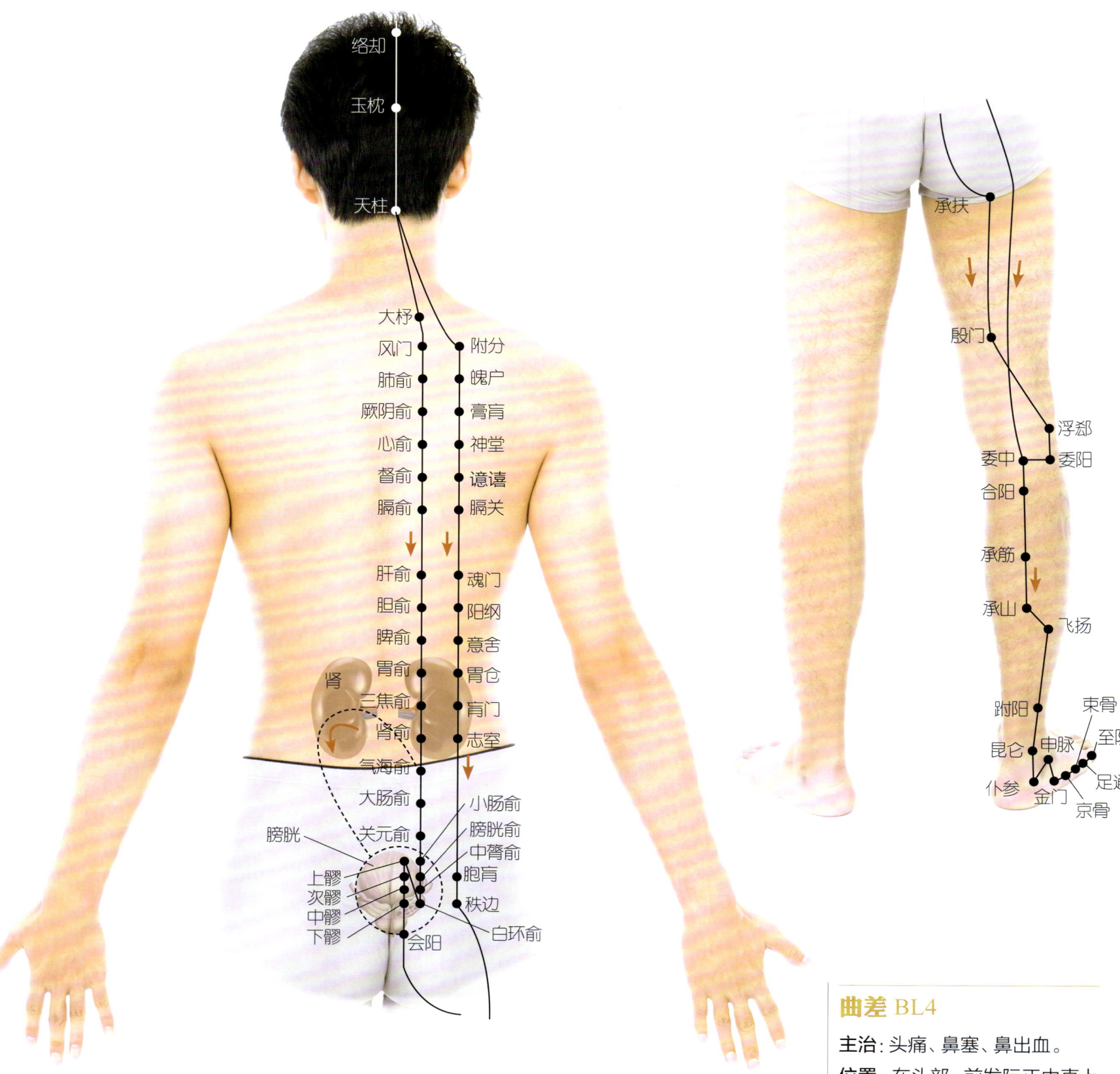

睛明 BL1
主治：目赤肿痛、迎风流泪、内眦痒痛、白内障、目视不明、近视、夜盲、色盲、急性腰扭伤、坐骨神经痛、慢性鼻炎。
位置：在面部，目内眦内上方眶内侧壁凹陷中。
快速取穴：正坐闭眼，手指置于内侧眼角稍上方，按压有一凹陷处。

攒竹 BL2
主治：头痛、眉棱骨痛、口眼㖞斜、目赤肿痛、迎风流泪、近视、目视不明、腰背肌扭伤、膈肌痉挛。
位置：在面部，眉头凹陷中，眶上切迹处。
快速取穴：皱眉，眉毛内侧端有一隆起处。

眉冲 BL3
主治：眩晕、头痛、鼻塞、目视不明。
位置：在头部，攒竹直上入发际0.5寸。
快速取穴：手指自攒竹向上推，入发际0.5寸处按压有痛感处。

曲差 BL4
主治：头痛、鼻塞、鼻出血。
位置：在头部，前发际正中直上0.5寸，旁开1.5寸。
快速取穴：前发际正中直上0.5寸，再旁开2横指处。

五处 BL5
主治：小儿惊风、头痛、目眩、目视不明。
位置：在头部，前发际正中直上1寸，旁开1.5寸。
快速取穴：前发际正中直上1横指，再旁开2横指处。

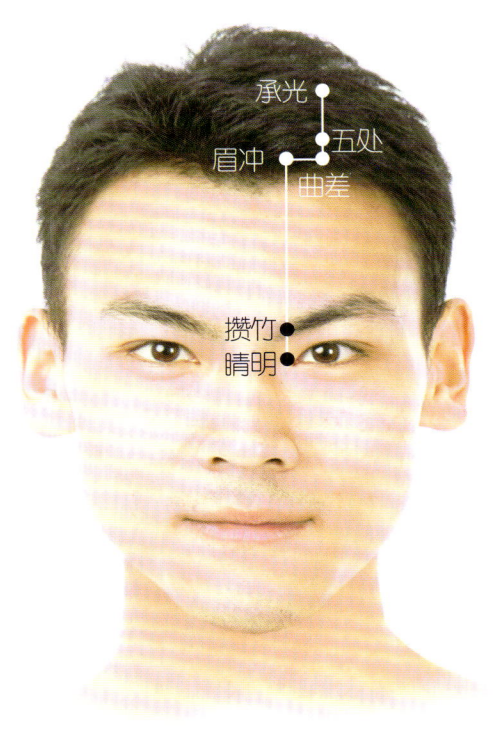
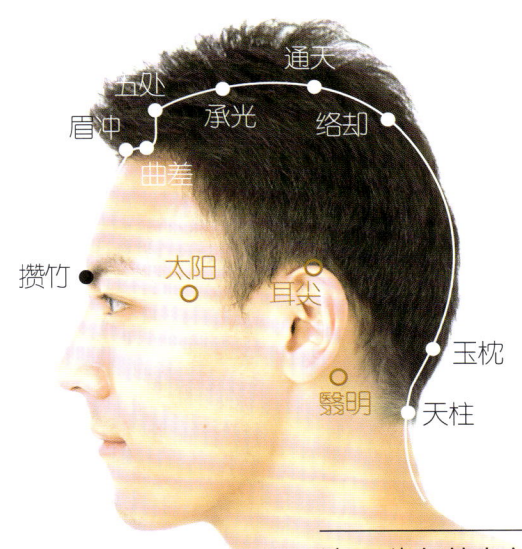

注：○为经外奇穴，见附录介绍（54页）。

承光 BL6
主治：头痛、目痛、目眩、目视不明等。
位置：在头部，前发际正中直上2.5寸，旁开1.5寸。
快速取穴：前发际正中直上3横指，再旁开2横指处。

通天 BL7
主治：头痛、头重。
位置：在头部，前发际正中直上4寸，旁开1.5寸处。
快速取穴：承光直上2横指处。

络却 BL8
主治：口㖞、眩晕、癫狂、痫证、鼻塞、目视不明、项肿、瘿瘤。
位置：在头部，前发际正中直上5.5寸，旁开1.5寸。
快速取穴：承光直上4横指处。

玉枕 BL9
主治：头痛。
位置：在头部，后发际正中直上2.5寸，旁开1.3寸。
快速取穴：低头，后发际正中直上3横指，旁开2横指。

天柱 BL10
主治：头痛、颈项僵硬、肩背痛。
位置：在颈后区，横平第2颈椎棘突上际，斜方肌外缘凹陷中。
快速取穴：后发际正中旁开2横指处。

大杼 BL11
主治：颈项僵硬、肩背痛、喘息、胸胁支满。
位置：在脊柱区，第1胸椎棘突下，后正中线旁开1.5寸。
快速取穴：低头屈颈，后颈部最突起椎体向下推1个椎体，下缘旁开2横指处。

风门 BL12
主治：伤风咳嗽、发热头痛。
位置：在脊柱区，第2胸椎棘突下，后正中线旁开1.5寸。
快速取穴：低头屈颈，后颈部最突起椎体向下推2个椎体，下缘旁开2横指处。

肺俞 BL13
主治：咳嗽上气、胸满喘逆、脊背疼痛、慢性支气管炎、哮喘、肺气肿。
位置：在脊柱区，第3胸椎棘突下，后正中线旁开1.5寸。
快速取穴：低头屈颈，后颈部最突起椎体向下推3个椎体，下缘旁开2横指处。

厥阴俞 BL14
主治：心痛、心悸、胸闷。
位置：在脊柱区，第4胸椎棘突下，后正中线旁开1.5寸。
快速取穴：低头屈颈，后颈部最突起椎体向下推4个椎体，下缘旁开2横指处。

心俞 BL15
主治：胸引背痛、心痛、心悸、癫狂、痫证、失眠、健忘、呕吐不食、噎膈、肩背痛、梦遗、盗汗、动脉硬化、甲状腺功能亢进。
位置：在脊柱区，第5胸椎棘突下，后正中线旁开1.5寸。
快速取穴：肩胛骨下角水平连线与脊柱相交椎体处，往上推2个椎体，下缘旁开2横指处。

督俞 BL16
主治：心痛、腹痛、腹胀、肠鸣、呃逆。
位置：在脊柱区，第6胸椎棘突下，后正中线旁开1.5寸。
快速取穴：肩胛骨下角水平连线与脊柱相交椎体处，往上推1个椎体，下缘旁开2横指处。

膈俞 BL17
主治：咯血、衄血、便血、心痛、心悸、胸痛、胸闷、呕吐、呃逆、盗汗、荨麻疹。
位置：在脊柱区，第7胸椎棘突下，后正中线旁开1.5寸。
快速取穴：肩胛骨下角水平连线与脊柱相交椎体处，下缘旁开2横指处。

肝俞 BL18
主治：脘腹胀满、胸胁支满、黄疸、吞酸吐食、目视不明、咯血、吐血、颈项强痛、腰背痛、寒疝、月经不调、闭经、痛经、头痛、眩晕、甲状腺功能亢进、乳腺增生。
位置：在脊柱区，第9胸椎棘突下，后正中线旁开1.5寸。
快速取穴：肩胛骨下角水平连线与脊柱相交椎体处，往下推2个椎体，下缘旁开2横指处。

胆俞 BL19
主治：黄疸、肺痨、乳腺增生。
位置：在脊柱区，第10胸椎棘突下，后正中线旁开1.5寸。
快速取穴：肩胛骨下角水平连线与脊柱相交椎体处，往下推3个椎体，下缘旁开2横指处。

脾俞 BL20
主治：腹胀、呕吐、泄泻、痢疾、胃痛、吐血、便血、尿血、甲状腺功能亢进、贫血、糖尿病。
位置：在脊柱区，第11胸椎棘突下，后正中线旁开1.5寸。
快速取穴：肚脐水平线与脊柱相交椎体处，往上推3个椎体，下缘旁开2横指处。

胃俞 BL21
主治：胃脘痛、反胃、呕吐、肠鸣、泄泻、痢疾、小儿疳积、慢性胃炎、贫血、湿疹。
位置：在脊柱区，第12胸椎棘突下，后正中线旁开1.5寸。
快速取穴：肚脐水平线与脊柱相交椎体处，往上推2个椎体，下缘旁开2横指处。

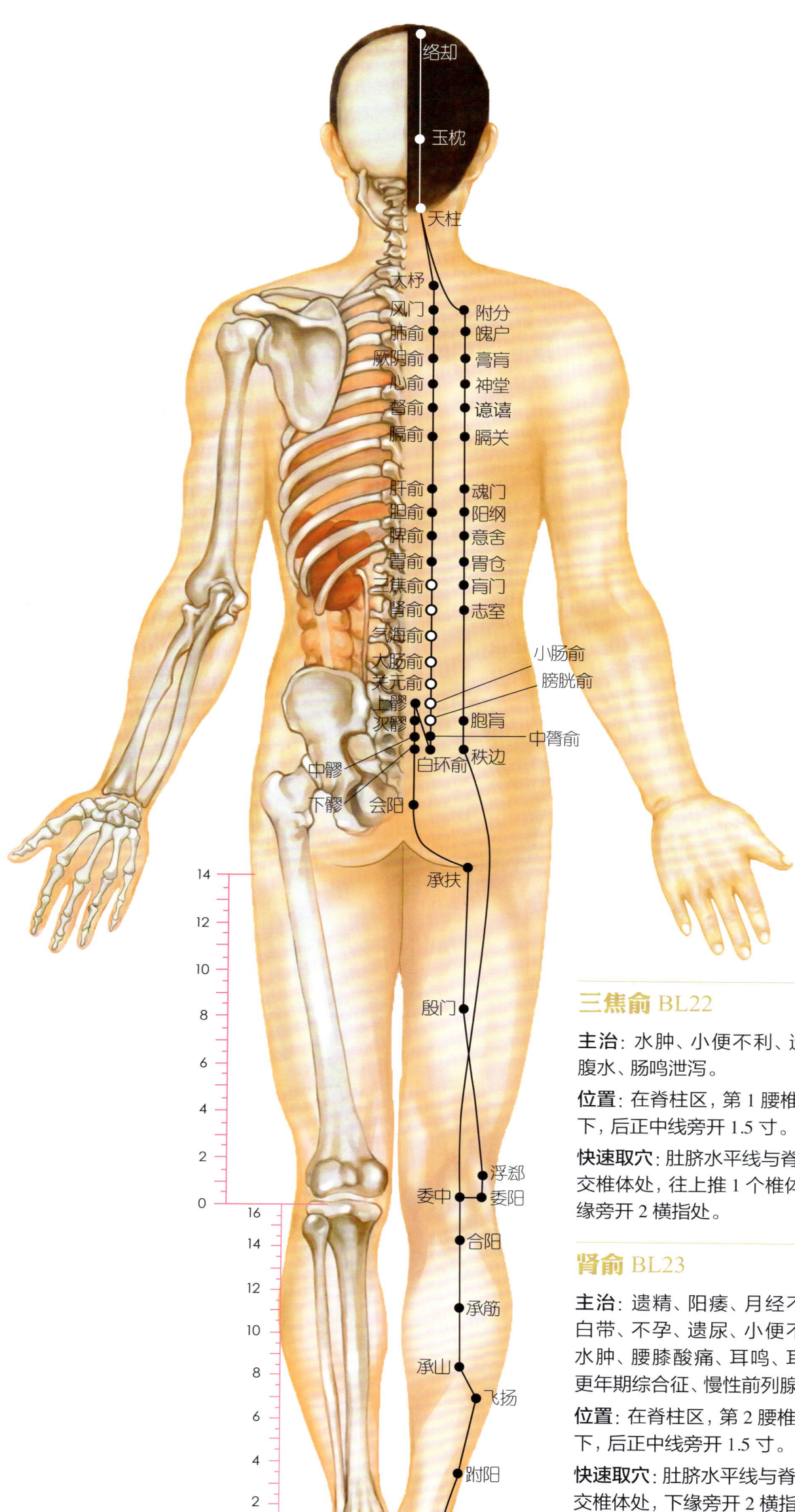

气海俞 BL24
主治：痛经、痔疮、腰痛、遗精、阳痿、腰肌劳损。
位置：在脊柱区，第 3 腰椎棘突下，后正中线旁开 1.5 寸。
快速取穴：肚脐水平线与脊柱相交椎体处，往下推 1 个椎体，下缘旁开 2 横指处。

大肠俞 BL25
主治：腹痛、腹胀、泄泻、肠鸣、便秘、痢疾、腰脊强痛、湿疹。
位置：在脊柱区，第 4 腰椎棘突下，后区中线旁开 1.5 寸。
快速取穴：两侧髂前上棘连线与脊柱交点，旁开 2 横指处。

关元俞 BL26
主治：腹胀、泄泻、便秘、小便不利、遗尿、腰痛、糖尿病。
位置：在脊柱区，第 5 腰椎棘突下，后正中线旁开 1.5 寸。
快速取穴：两侧髂前上棘连线与脊柱交点，向下推 1 个椎体，旁开 2 横指处。

小肠俞 BL27
主治：痢疾、泄泻、疝气、痔疾。
位置：在骶区，横平第 1 骶后孔，骶正中嵴旁 1.5 寸。
快速取穴：两侧髂前上棘连线与脊柱交点，往下推 2 个椎体，旁开 2 横指。

膀胱俞 BL28
主治：小便赤涩、癃闭、遗尿、遗精、慢性前列腺炎。
位置：在骶区，横平第 2 骶后孔，骶正中嵴旁 1.5 寸。
快速取穴：两侧髂前上棘连线与脊柱交点，往下推 3 个椎体，旁开 2 横指。

三焦俞 BL22
主治：水肿、小便不利、遗尿、腹水、肠鸣泄泻。
位置：在脊柱区，第 1 腰椎棘突下，后正中线旁开 1.5 寸。
快速取穴：肚脐水平线与脊柱相交椎体处，往上推 1 个椎体，下缘旁开 2 横指处。

肾俞 BL23
主治：遗精、阳痿、月经不调、白带、不孕、遗尿、小便不利、水肿、腰膝酸痛、耳鸣、耳聋、更年期综合征、慢性前列腺炎。
位置：在脊柱区，第 2 腰椎棘突下，后正中线旁开 1.5 寸。
快速取穴：肚脐水平线与脊柱相交椎体处，下缘旁开 2 横指处。

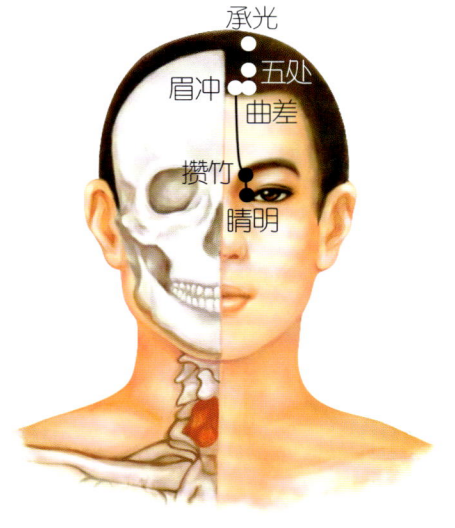
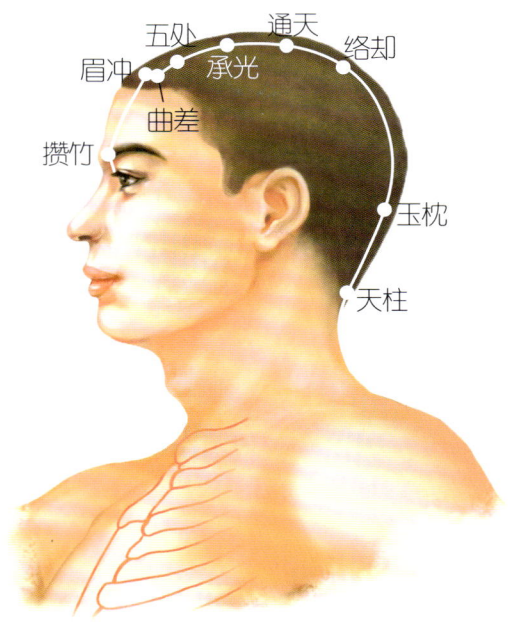

中膂俞 BL29
主治：腰脊强痛、糖尿病、疝气、痢疾。
位置：在骶区，横平第3骶后孔，骶正中嵴旁1.5寸。
快速取穴：两侧髂前上棘连线与脊柱交点，往下推4个椎体，旁开2横指。

白环俞 BL30
主治：白带、月经不调、疝气、遗精、腰腿痛。
位置：在骶区，横平第4骶后孔，骶正中嵴旁1.5寸。
快速取穴：两侧髂前上棘连线与脊柱交点，往下推5个椎体，旁开2横指。

上髎 BL31
主治：月经不调、带下、遗精、阳痿、二便不利、腰骶痛、腰膝酸软。
位置：在骶区，正对第1骶后孔中。
快速取穴：俯卧，第1骶后孔中，约在髂后上棘与督脉最短连线的中点。

次髎 BL32
主治：月经不调、带下、遗精、阳痿、二便不利、腰骶痛、腰膝酸软。
位置：在骶区，正对第2骶后孔中。
快速取穴：俯卧，第2骶后孔中，约在髂后上棘下与督脉最短连线的中点。

中髎 BL33
主治：月经不调、带下、遗精、阳痿、二便不利、腰骶痛、腰膝酸软。
位置：在骶区，正对第3骶后孔中。
快速取穴：俯卧，第3骶后孔中，约在中膂俞与督脉之间。

下髎 BL34
主治：月经不调、带下、遗精、阳痿、二便不利、腰骶痛、腰膝酸软。
位置：在骶区，正对第4骶后孔中。
快速取穴：俯卧，第4骶后孔中，约在白环俞与督脉之间。

会阳 BL35
主治：泄泻、痢疾、痔疾、便血、阳痿、带下。
位置：在骶区，尾骨端旁开0.5寸。
快速取穴：俯卧，顺着脊柱向下摸到尽头，旁开0.5寸。

承扶 BL36
主治：腰、骶、臀、股部疼痛，下肢瘫痪，痔疮。
位置：在股后区，臀沟的中点。
快速取穴：俯卧，臀下横纹正中点，按压有酸胀感处。

殷门 BL37
主治：腰、骶、臀、股部疼痛，下肢瘫痪。
位置：在股后区，臀沟下6寸，股二头肌与半腱肌之间。
快速取穴：俯卧，承扶与委中连线上，承扶下6寸。

浮郄 BL38
主治：腰、骶、臀、股部疼痛，腘筋挛急，下肢瘫痪。
位置：在膝后区，腘横纹上1寸，股二头肌腱的内侧缘。
快速取穴：委阳向上1横指处。

委阳 BL39
主治：小便淋沥、遗溺、癃闭、便秘。
位置：在膝部，腘横纹上，股二头肌腱内侧缘。
快速取穴：膝盖后面凹陷中央的腘横纹外侧，股二头肌腱内侧即是。

委中 BL40
主治：腰脊痛、髀枢痛、风寒湿痹、半身不遂、脚弱无力、皮肤瘙痒、腹痛、吐泻。
位置：在膝后区，腘横纹中点。
快速取穴：膝盖后面凹陷中央的腘横纹中点即是。

附分 BL41
主治：肩背拘急疼痛、颈项强痛、肘臂麻木疼痛。
位置：在脊柱区，第2胸椎棘突下，后正中线旁开3寸。
快速取穴：低头屈颈，颈背交界处椎骨高突向下推2个椎体，下缘旁开4横指处。

魄户 BL42
主治：肺痨、咳嗽、气喘、颈项僵硬、肩背痛。
位置：在脊柱区，第3胸椎棘突下，后正中线旁开3寸。
快速取穴：低头屈颈，颈背交界处椎骨高突向下推3个椎体，下缘旁开4横指处。

膏肓 BL43
主治：肺痨、咳嗽、气喘、盗汗、健忘、遗精。
位置：在脊柱区，第4胸椎棘突下，后正中线旁开3寸。
快速取穴：低头屈颈，颈背交界处椎骨高突向下推4个椎体，下缘旁开4横指处。

神堂 BL44
主治：心痛、心悸、失眠、健忘、肩背痛。
位置：在脊柱区，第5胸椎棘突下，后正中线旁开3寸。
快速取穴：肩胛骨下角水平连线与脊柱相交椎体处，往上推2个椎体，下缘旁开4横指处。

譩譆 BL45
主治：咳嗽、气喘、肩背痛、季胁痛。
位置：在脊柱区，第6胸椎棘突下，后正中线旁开3寸。
快速取穴：肩胛骨下角水平连线与脊柱相交椎体处，往上推1个椎体，下缘旁开4横指处。

膈关 BL46
主治：饮食不下、呕吐、嗳气、胸中噎闷、脊背强痛。
位置：在脊柱区，第7胸椎棘突下，后正中线旁开3寸。
快速取穴：肩胛骨下角水平连线与脊柱相交椎体处，下缘旁开4横指处。

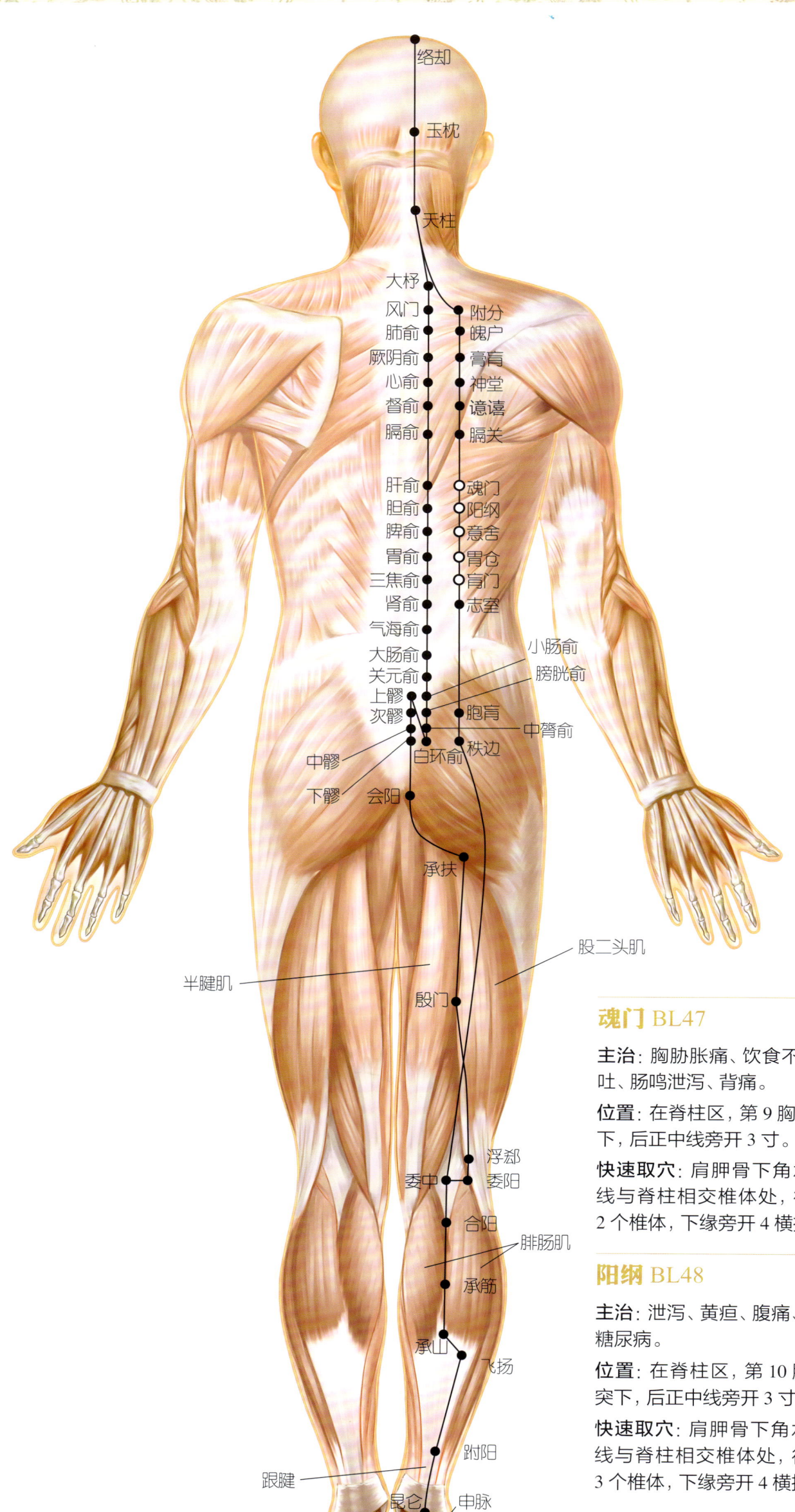

意舍 BL49
主治：腹胀、泄泻、呕吐、纳呆。
位置：在脊柱区，第11胸椎棘突下，后正中线旁开3寸。
快速取穴：肚脐水平线与脊柱相交椎体处，往上推3个椎体，下缘旁开4横指处。

魂门 BL47
主治：胸胁胀痛、饮食不下、呕吐、肠鸣泄泻、背痛。
位置：在脊柱区，第9胸椎棘突下，后正中线旁开3寸。
快速取穴：肩胛骨下角水平连线与脊柱相交椎体处，往下推2个椎体，下缘旁开4横指处。

胃仓 BL50
主治：胃痛、小儿积食、腹胀、水肿、脊背痛。
位置：在脊柱区，第12胸椎棘突下，后正中线旁开3寸。
快速取穴：肚脐水平线与脊柱相交椎体处，往上推2个椎体，下缘旁开4横指处。

阳纲 BL48
主治：泄泻、黄疸、腹痛、肠鸣、糖尿病。
位置：在脊柱区，第10胸椎棘突下，后正中线旁开3寸。
快速取穴：肩胛骨下角水平连线与脊柱相交椎体处，往下推3个椎体，下缘旁开4横指处。

肓门 BL51
主治：痞块、乳腺炎、上腹痛、便秘。
位置：在腰部，第1腰椎棘突下，后正中线旁开3寸。
快速取穴：肚脐水平线与脊柱相交椎体处，往上推1个椎体，下缘旁开4横指处。

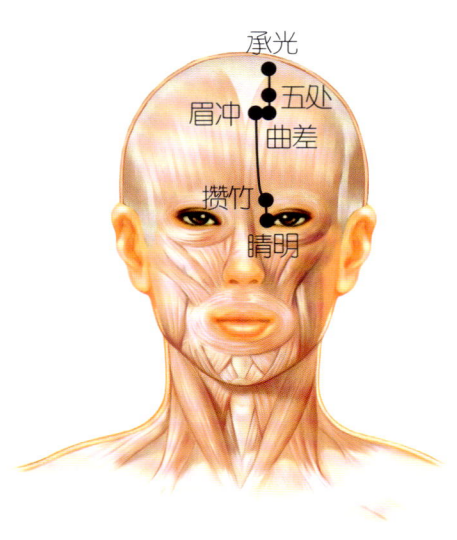
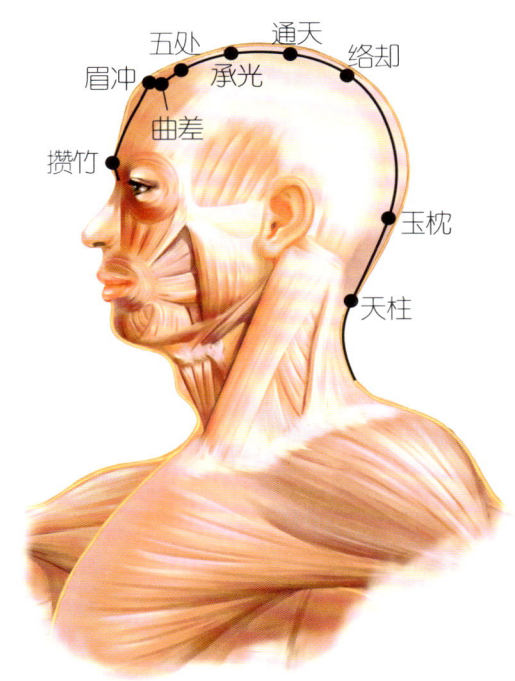

志室 BL52
主治：遗精、阳痿、阴痛水肿、小便不利、腰脊强痛。
位置：在腰部，第2腰椎棘突下，后正中线旁开3寸。
快速取穴：肚脐水平线与脊柱相交椎体处，下缘旁开4横指处。

胞肓 BL53
主治：小便不利、腰脊痛、腹胀、肠鸣、便秘。
位置：在骶区，横平第2骶后孔，骶正中嵴旁开3寸。
快速取穴：两侧髂前上棘连线与脊柱交点，往下推3个椎体，旁开4横指。

秩边 BL54
主治：腰骶痛、下肢痿痹、痔疾、大便不利、小便不利。
位置：在骶区，横平第4骶后孔，骶正中嵴旁开3寸。
快速取穴：两侧髂前上棘连线与脊柱交点，往下推5个椎体，旁开4横指处。

合阳 BL55
主治：腰脊痛、下肢酸痛、痿痹、崩漏、带下。
位置：在小腿后区，腘横纹下2寸，腓肠肌内、外侧头之间。
快速取穴：膝盖后面凹陷中央的腘横纹中点直下3横指处。

承筋 BL56
主治：小腿痛、腰脊拘急、抽筋、痔疮。
位置：小腿后区，腘横纹下5寸，腓肠肌两肌腹之间。
快速取穴：俯卧，小腿用力，后面肌肉明显隆起，中央处按压有酸胀感。

承山 BL57
主治：痔疮、便秘、腰背疼、腿痛。
位置：在小腿后区，腓肠肌两肌腹与肌腱交角处。
快速取穴：俯卧，膝盖后面凹陷中央的腘横纹中点与外踝尖连线的中点处。

飞扬 BL58
主治：腰腿痛、膝胫无力、小腿酸痛。
位置：在小腿后区，昆仑直上7寸，腓肠肌外下缘与跟腱移行处。
快速取穴：承山往下方外侧1横指处。

跗阳 BL59
主治：腰、骶、髋、股后外侧疼痛。
位置：在小腿后区，昆仑直上3寸，腓骨与跟腱之间。
快速取穴：平足外踝向上4横指，按压有酸胀感处。

昆仑 BL60
主治：头痛、腰骶疼痛、类风湿性关节炎。
位置：在踝区，外踝尖与跟腱之间的凹陷中。
快速取穴：正坐垂足着地，外踝尖与跟腱之间凹陷处。

仆参 BL61
主治：下肢痿弱、足跟痛。
位置：在足外侧部，昆仑直下，跟骨外侧，赤白肉际处。
快速取穴：昆仑垂直向下1横指处。

申脉 BL62
主治：失眠、癫狂、痫证、中风、偏正头痛、眩晕。
位置：在足外侧部，外踝尖直下，外踝下缘与跟骨之间凹陷中。
快速取穴：正坐垂足着地，外踝垂直向下可触及一凹陷，按压有酸胀感处。

金门 BL63
主治：头风、足部扭伤。
位置：在足外侧部，外踝前缘直下，第5跖骨粗隆后方，骰骨下缘凹陷中。
快速取穴：正坐垂足着地，脚趾上翘，在脚外侧可见一骨头凸起，外侧凹陷处。

京骨 BL64
主治：头痛、眩晕。
位置：在足外侧部，第5跖骨粗隆前下方，赤白肉际处。
快速取穴：沿小趾长骨往后推，可摸到一凸起，下方皮肤颜色深浅交界处。

束骨 BL65
主治：头痛、目赤、痔疮、下肢后侧痛。
位置：在足外侧部，第5跖趾关节的近端，赤白肉际处。
快速取穴：沿小趾向上摸，摸到小趾与跖骨相连接的关节，关节后方皮肤颜色深浅交界处。

足通谷 BL66
主治：头痛、哮喘、颈椎病、慢性胃炎。
位置：在足趾，第5跖趾关节的远端，赤白肉际处。
快速取穴：沿小趾向上摸，摸到小趾与跖骨相连接的关节，关节前方皮肤颜色深浅交界处。

至阴 BL67
主治：胎位不正、难产、尿潴留、遗精、鼻塞。
位置：在足趾，小趾末节外侧，趾甲根角侧后方0.1寸（指寸）。
快速取穴：足小趾外侧，趾甲外侧缘与下缘各做一垂线交点处。

第八章 足少阴肾经

足少阴肾经在足小趾与足太阳膀胱经衔接，联系的脏腑器官有喉咙、舌，属肾，络膀胱，贯肝，入肺，络心，在胸中与手厥阴心包经相接。络脉从本经分出，走向足太阳经，通过腰脊部，上走心包下。

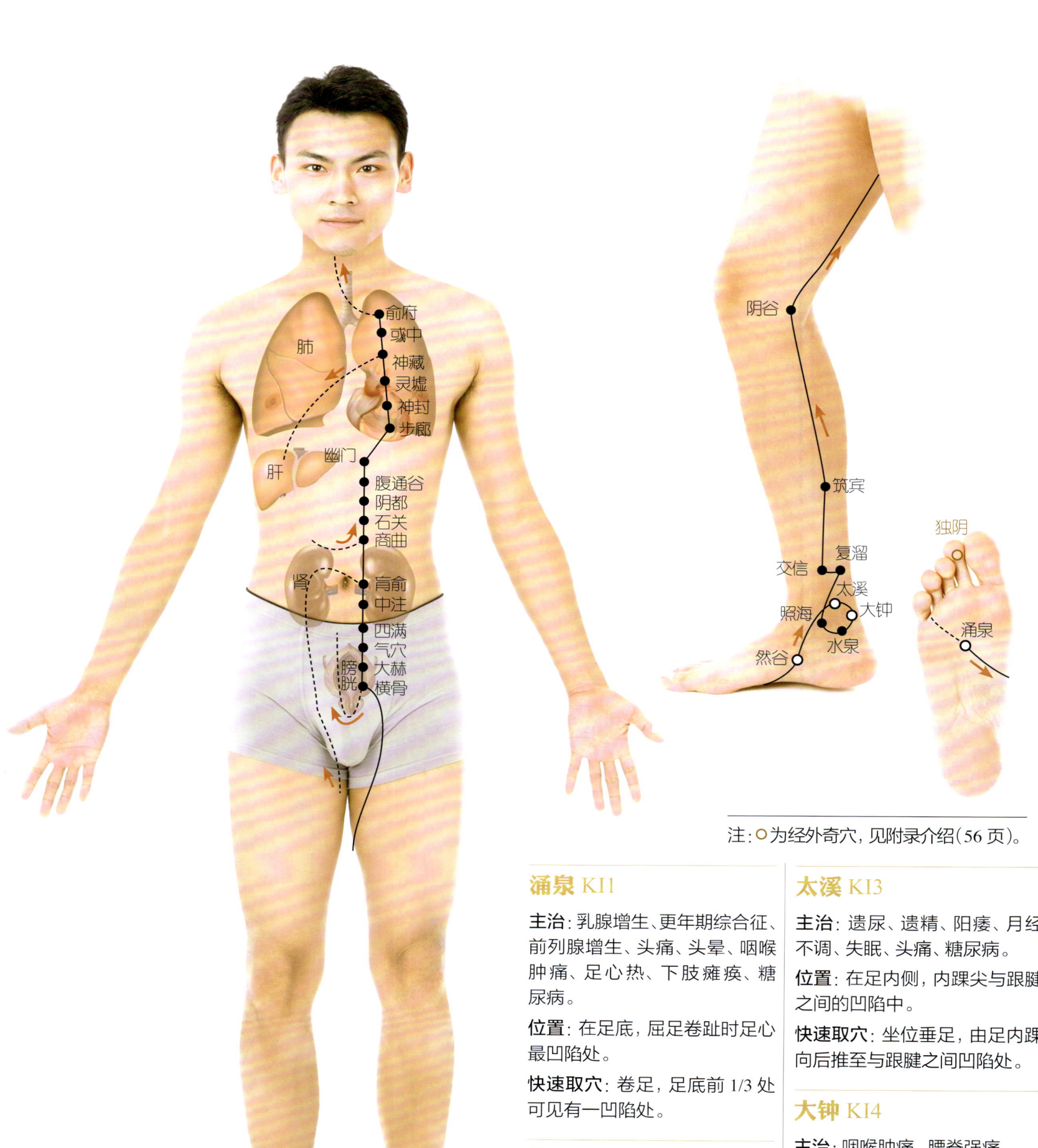

注：○为经外奇穴，见附录介绍（56页）。

涌泉 KI1

主治：乳腺增生、更年期综合征、前列腺增生、头痛、头晕、咽喉肿痛、足心热、下肢瘫痪、糖尿病。

位置：在足底，屈足卷趾时足心最凹陷处。

快速取穴：卷足，足底前1/3处可见有一凹陷处。

然谷 KI2

主治：月经不调、胸胁胀满。

位置：在足内侧，足舟骨粗隆下方，赤白肉际处。

快速取穴：在脚内侧，足弓弓背中部靠前的位置，可以摸到一个骨节缝隙处。

太溪 KI3

主治：遗尿、遗精、阳痿、月经不调、失眠、头痛、糖尿病。

位置：在足内侧，内踝尖与跟腱之间的凹陷中。

快速取穴：坐位垂足，由足内踝向后推至与跟腱之间凹陷处。

大钟 KI4

主治：咽喉肿痛、腰脊强痛。

位置：在足内侧，内踝后下方，跟骨上缘，跟腱附着部前缘凹陷中。

快速取穴：正坐或仰卧，与内踝下缘取平，靠跟腱前缘处。

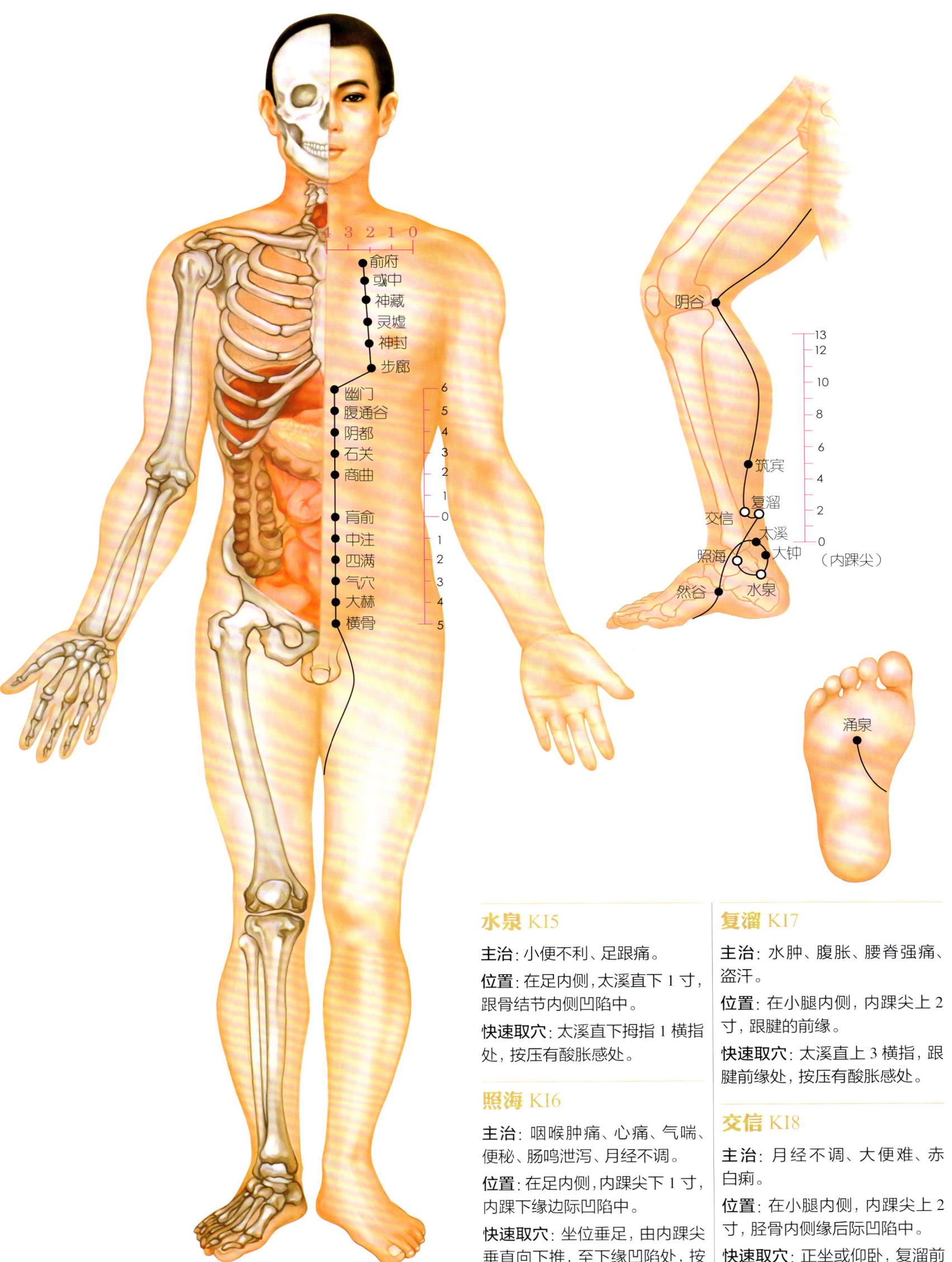

水泉 KI5

主治：小便不利、足跟痛。

位置：在足内侧，太溪直下1寸，跟骨结节内侧凹陷中。

快速取穴：太溪直下拇指1横指处，按压有酸胀感处。

照海 KI6

主治：咽喉肿痛、心痛、气喘、便秘、肠鸣泄泻、月经不调。

位置：在足内侧，内踝尖下1寸，内踝下缘边际凹陷中。

快速取穴：坐位垂足，由内踝尖垂直向下推，至下缘凹陷处，按压有酸胀感处。

复溜 KI7

主治：水肿、腹胀、腰脊强痛、盗汗。

位置：在小腿内侧，内踝尖上2寸，跟腱的前缘。

快速取穴：太溪直上3横指，跟腱前缘处，按压有酸胀感处。

交信 KI8

主治：月经不调、大便难、赤白痢。

位置：在小腿内侧，内踝尖上2寸，胫骨内侧缘后际凹陷中。

快速取穴：正坐或仰卧，复溜前0.5寸。

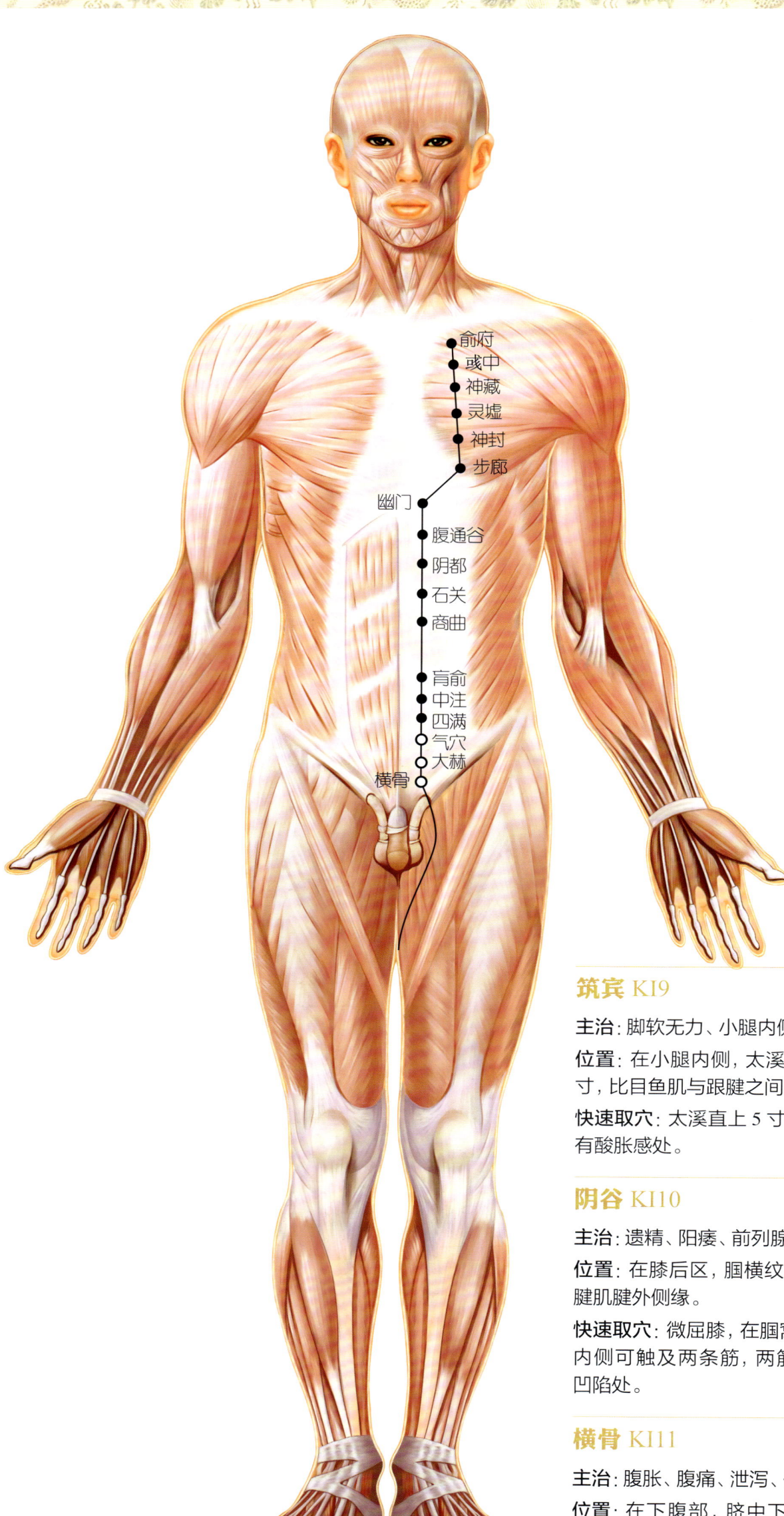

筑宾 KI9
主治：脚软无力、小腿内侧痛。
位置：在小腿内侧，太溪直上5寸，比目鱼肌与跟腱之间。
快速取穴：太溪直上5寸，按压有酸胀感处。

阴谷 KI10
主治：遗精、阳痿、前列腺增生。
位置：在膝后区，腘横纹上，半腱肌腱外侧缘。
快速取穴：微屈膝，在腘窝横纹内侧可触及两条筋，两筋之间凹陷处。

横骨 KI11
主治：腹胀、腹痛、泄泻、便秘。
位置：在下腹部，脐中下5寸，前正中线旁开0.5寸。
快速取穴：仰卧，曲骨旁0.5寸。

大赫 KI12
主治：遗精、月经不调、子宫脱垂、痛经。
位置：在下腹部，脐中下4寸，前正中线旁开0.5寸。
快速取穴：横骨向上1横指处。

气穴 KI13
主治：月经不调、痛经、小便不通、遗精、阳痿。
位置：在下腹部，脐中下3寸，前正中线旁开0.5寸。
快速取穴：仰卧，肚脐下4横指处，再旁开0.5寸处。

四满 KI14
主治：月经不调、遗尿、遗精、水肿、小腹痛、便秘。
位置：在下腹部，脐中下2寸，前正中线旁开0.5寸。
快速取穴：仰卧，肚脐下3横指处，再旁开0.5寸处。

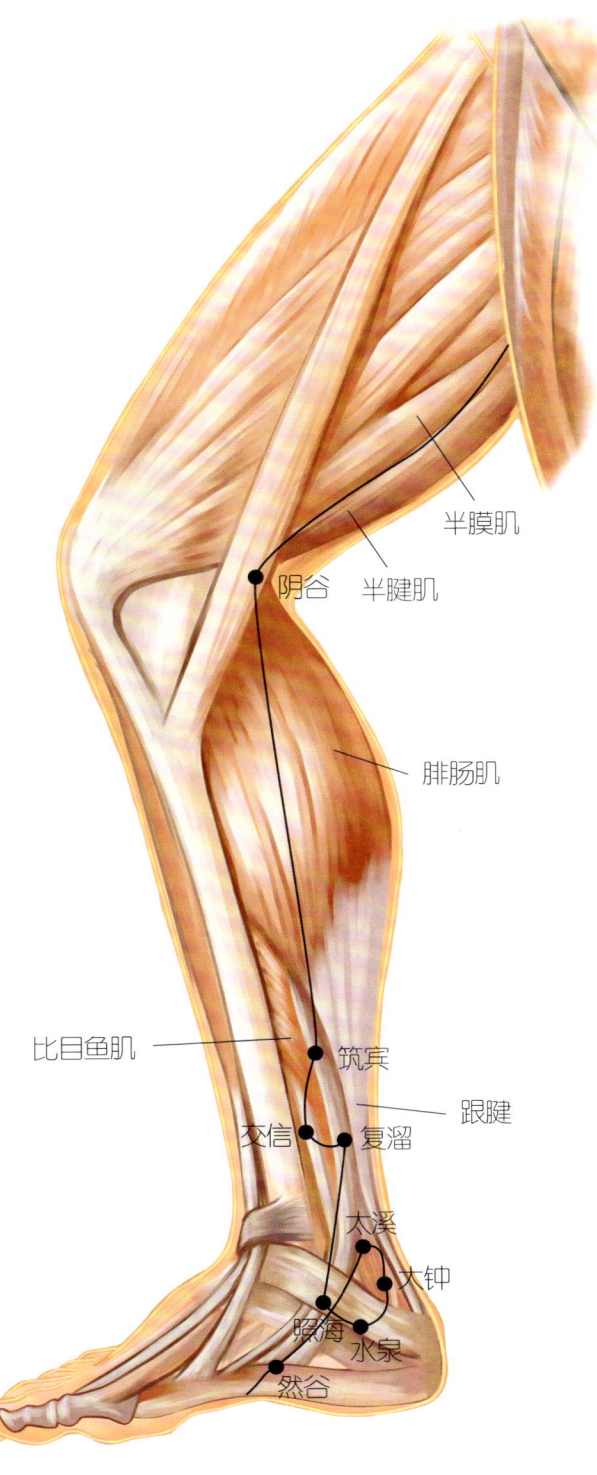

阴都 KI19
主治：腹胀、肠鸣、腹痛、便秘、不孕。
位置：在上腹部，脐中上4寸，前正中线旁开0.5寸。
快速取穴：仰卧，胸骨最下端与肚脐连线中点，再旁开0.5寸处。

腹通谷 KI20
主治：腹痛、腹胀、呕吐、胸痛、心痛、心悸。
位置：在上腹部，脐中上5寸，前正中线旁开0.5寸。
快速取穴：胸骨最下端与肚脐连线中点直下4横指，再旁开0.5寸处。

幽门 KI21
主治：腹痛、呕吐、消化不良、泄泻、痢疾。
位置：在上腹部，脐中上6寸，前正中线旁开0.5寸。
快速取穴：胸骨最下端与肚脐连线中点直下3横指，再旁开0.5寸处。

步廊 KI22
主治：咳嗽、哮喘、胸痛、乳痈、鼻塞、胃炎、胸膜炎、肋间神经炎。
位置：在胸部，第5肋间隙，前正中线旁开2寸。
快速取穴：自乳头向下摸1个肋间隙，由前正中线旁开3横指处。

神封 KI23
主治：咳嗽、哮喘、呕吐、胸痛、乳痈、肋间神经痛、胸膜炎。
位置：在胸部，第4肋间隙，前正中线旁开2寸。
快速取穴：平乳头的肋间隙中，由前正中线旁开3横指处。

灵墟 KI24
主治：咳嗽、哮喘、胸痛、乳痈、肋间神经痛、胸膜炎。
位置：在胸部，第3肋间隙，前正中线旁开2寸。
快速取穴：自乳头垂直向上推1个肋间隙，由前正中线旁开3横指处。

神藏 KI25
主治：咳嗽、哮喘、胸痛。
位置：在胸部，第2肋间隙，前正中线旁开2寸。
快速取穴：自乳头垂直向上推2个肋间隙，由前正中线旁开3横指处。

彧中 KI26
主治：咳嗽、哮喘、胸胁胀满。
位置：在胸部，第1肋间隙，前正中线旁开2寸。
快速取穴：自乳头垂直向上推3个肋间隙，由前正中线旁开3横指处。

俞府 KI27
主治：咳嗽、哮喘、呕吐、胸胁胀满、不嗜食、肋间神经痛、胸膜炎。
位置：在胸部，锁骨下缘，前正中线旁开2寸。
快速取穴：仰卧，锁骨下可触一凹陷，在此凹陷中，前正中线旁开3横指处。

中注 KI15
主治：腹胀、呕吐、泄泻、痢疾。
位置：在下腹部，脐中下1寸，前正中线旁开0.5寸。
快速取穴：仰卧，肚脐下1寸处，再旁开0.5寸处。

肓俞 KI16
主治：腹痛绕脐、腹胀、呕吐、泄泻、痢疾、便秘。
位置：在腹中部，脐中旁开0.5寸。
快速取穴：仰卧，肚脐旁开0.5寸。

商曲 KI17
主治：腹痛绕脐、腹胀、呕吐、泄泻、痢疾、便秘。
位置：在上腹部，脐中上2寸，前正中线旁开0.5寸。
快速取穴：仰卧，肚脐上3横指处，再旁开0.5寸处。

石关 KI18
主治：经闭、带下、产后恶露不止、阴门瘙痒。
位置：在上腹部，脐中上3寸，前正中线旁开0.5寸。
快速取穴：仰卧，肚脐上4横指处，再旁开0.5寸处。

第九章 手厥阴心包经

手厥阴心包经在胸中与足少阴肾经衔接，联系的脏腑器官属心包，络三焦，在无名指端与手少阳三焦经相接。中医所说的心包，就是心外面的一层膜，它包裹并护卫着心脏，好像君主的"内臣"，心是君主，它是护卫君主的大将军，任何邪气都不能近身，心包就是代心受过的"受气包"。

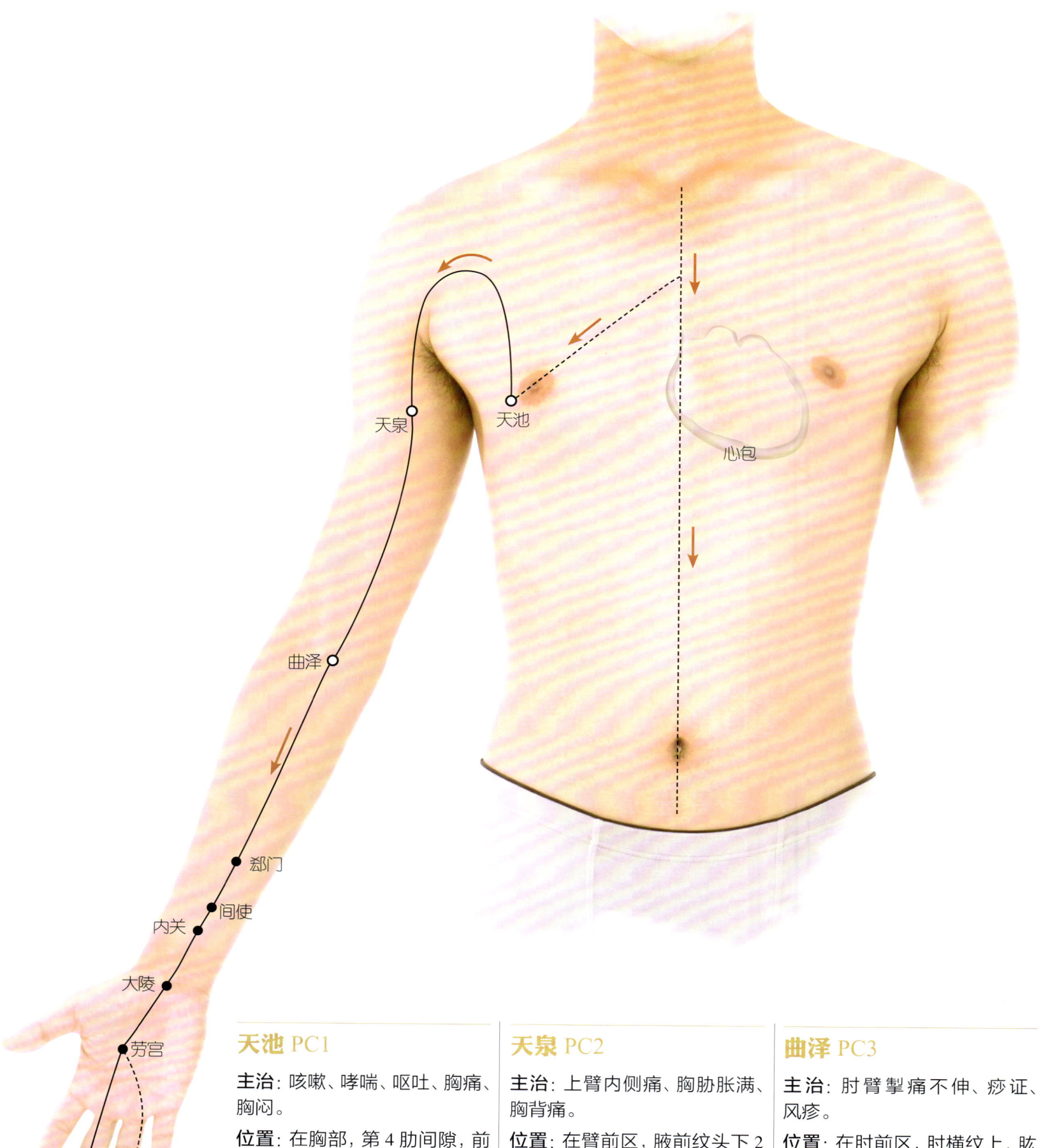

天池 PC1

主治：咳嗽、哮喘、呕吐、胸痛、胸闷。

位置：在胸部，第4肋间隙，前正中线旁开5寸。

快速取穴：仰卧，自乳头沿水平线向外侧旁开1横指，按压有酸胀感处。

天泉 PC2

主治：上臂内侧痛、胸胁胀满、胸背痛。

位置：在臂前区，腋前纹头下2寸，肱二头肌的长、短头之间。

快速取穴：伸肘仰掌，腋前纹头直下3横指，在肱二头肌腹间隙中，按压有酸胀感处。

曲泽 PC3

主治：肘臂挛痛不伸、痧证、风疹。

位置：在肘前区，肘横纹上，肱二头肌腱的尺侧缘凹陷中。

快速取穴：肘微弯，肘弯里可摸到一条大筋，内侧横纹上可触及凹陷处。

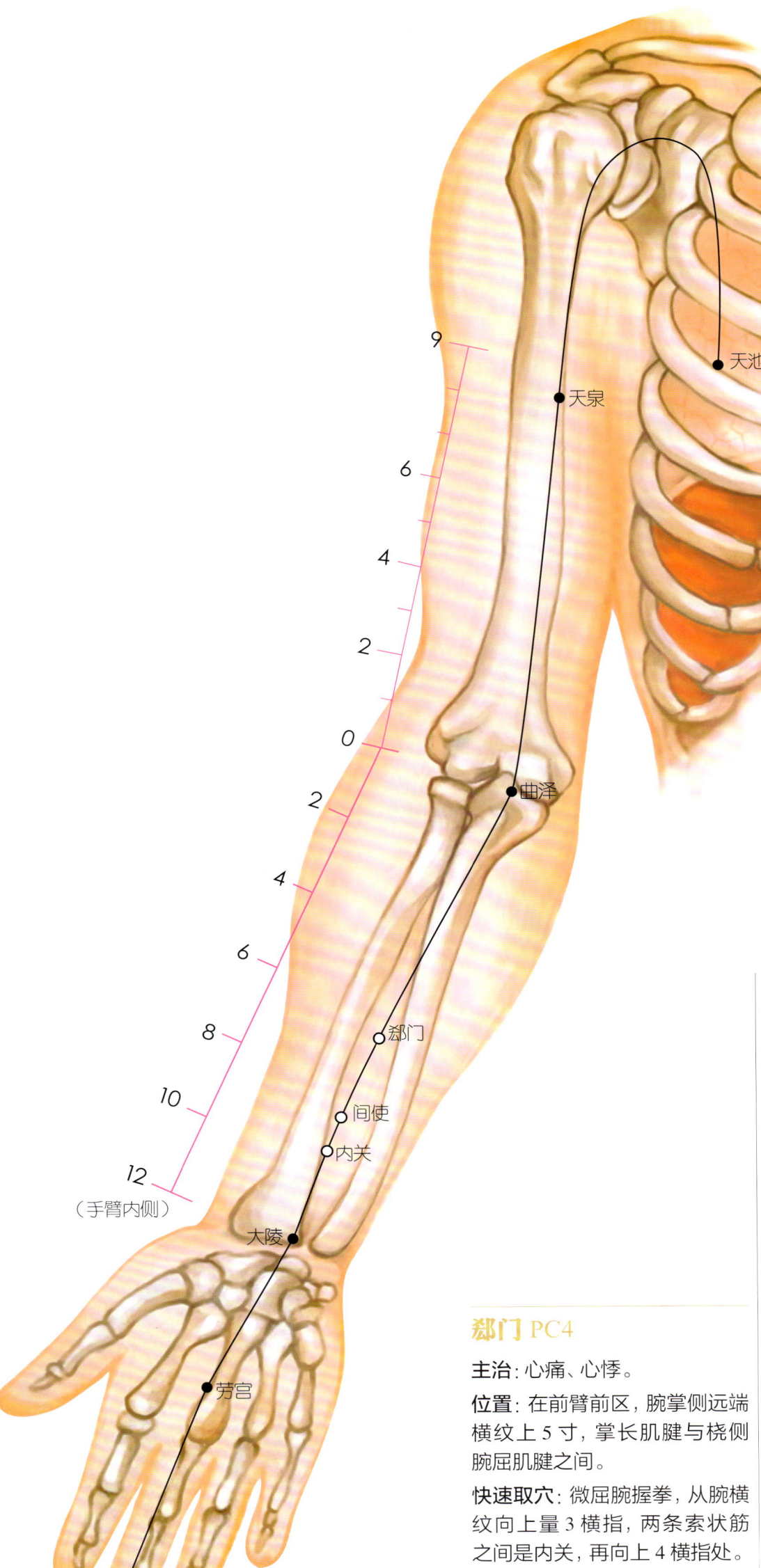

间使 PC5

主治：疟疾。

位置：在前臂前区，腕掌侧远端横纹上3寸，掌长肌腱与桡侧腕屈肌腱之间。

快速取穴：微屈腕握拳，从腕横纹向上量4横指，两条索状筋之间。

内关 PC6

主治：心痛、心悸、失眠、胃脘疼痛、呕吐、呃逆、哮喘、类风湿性关节炎。

位置：在前臂前区，腕掌侧远端横纹上2寸，掌长肌腱与桡侧腕屈肌腱之间。

快速取穴：微屈腕握拳，从腕横纹向上量3横指，两条索状筋之间。

郄门 PC4

主治：心痛、心悸。

位置：在前臂前区，腕掌侧远端横纹上5寸，掌长肌腱与桡侧腕屈肌腱之间。

快速取穴：微屈腕握拳，从腕横纹向上量3横指，两条索状筋之间是内关，再向上4横指处。

第九章 手厥阴心包经

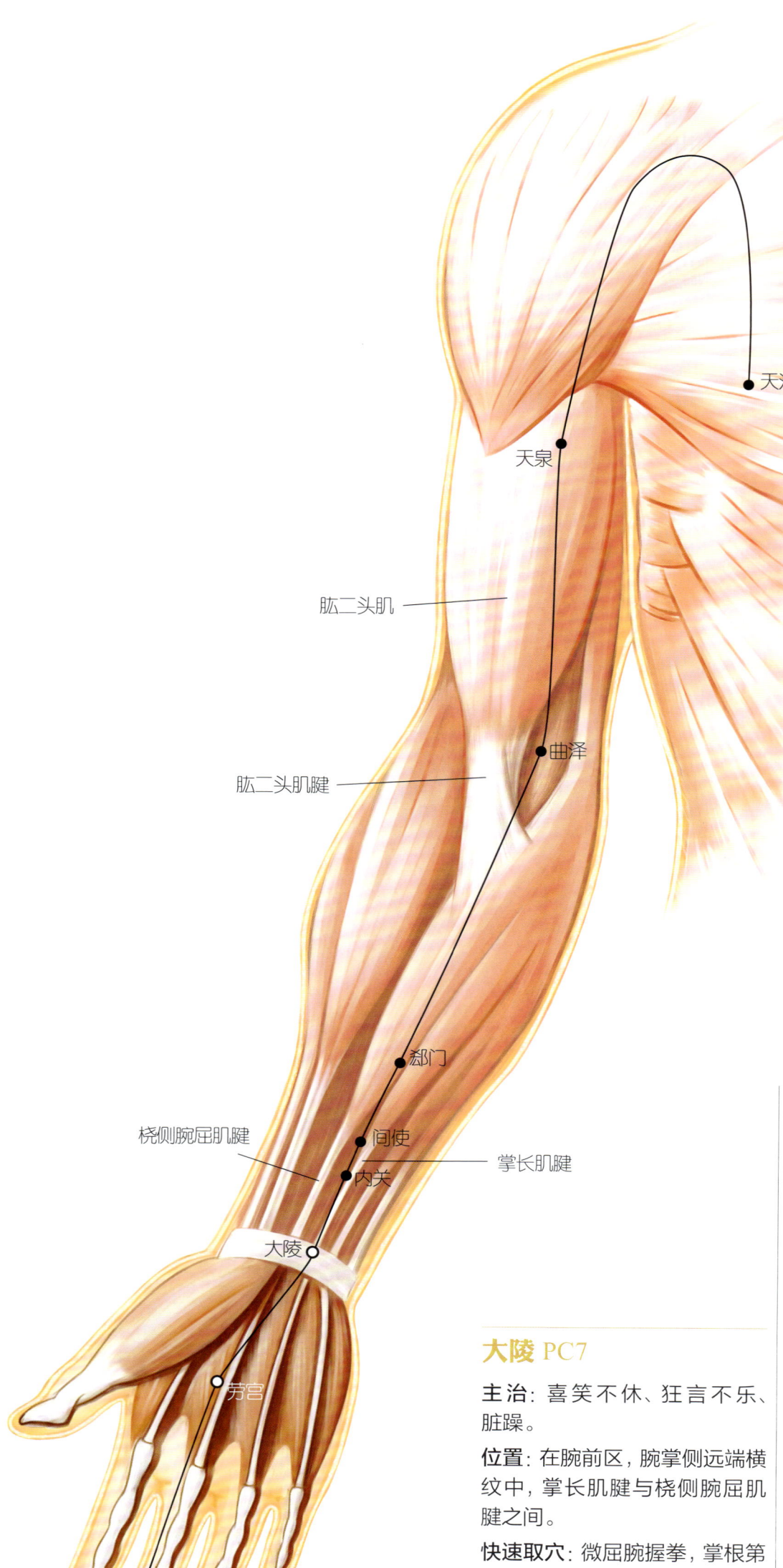

大陵 PC7

主治：喜笑不休、狂言不乐、脏躁。

位置：在腕前区，腕掌侧远端横纹中，掌长肌腱与桡侧腕屈肌腱之间。

快速取穴：微屈腕握拳，掌根第1腕横纹正中，两条索状筋之间。

劳宫 PC8

主治：心烦善怒、癫狂、小儿惊厥。

位置：在掌区，横平第3掌指关节近端，第2、第3掌骨之间偏于第3掌骨。

快速取穴：握拳屈指，中指尖所指掌心处，按压有酸胀感处。

中冲 PC9

主治：心痛、心烦、中风、晕厥、中暑。

位置：在手指，中指末端最高点。

快速取穴：俯掌，在手中指尖端的中央取穴。

第十章 手少阳三焦经

手少阳三焦经在无名指与手厥阴心包经衔接，联系的脏腑器官有耳、目，属三焦，络心包，在目外眦与足少阳胆经相接。三焦经直通头面，所以此经的症状多表现在头部和面部，如头痛、耳鸣、咽肿、面部肿痛等。这些疾病都可以通过三焦经上的大穴来调治。

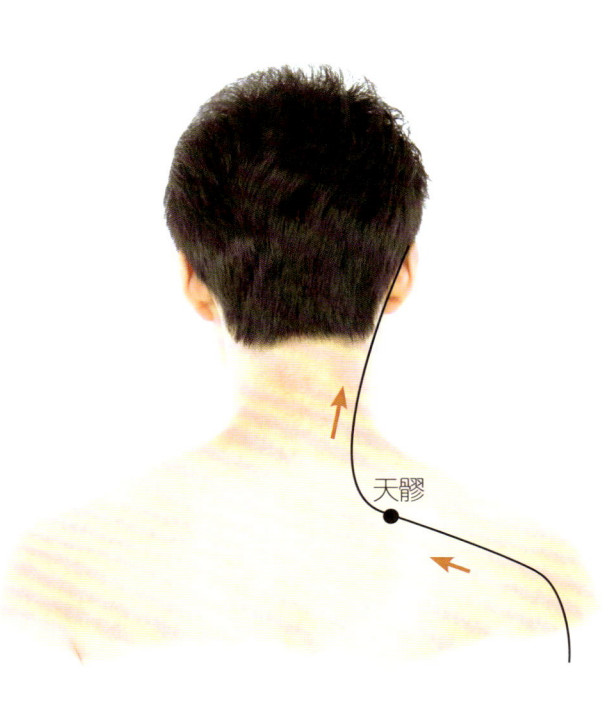

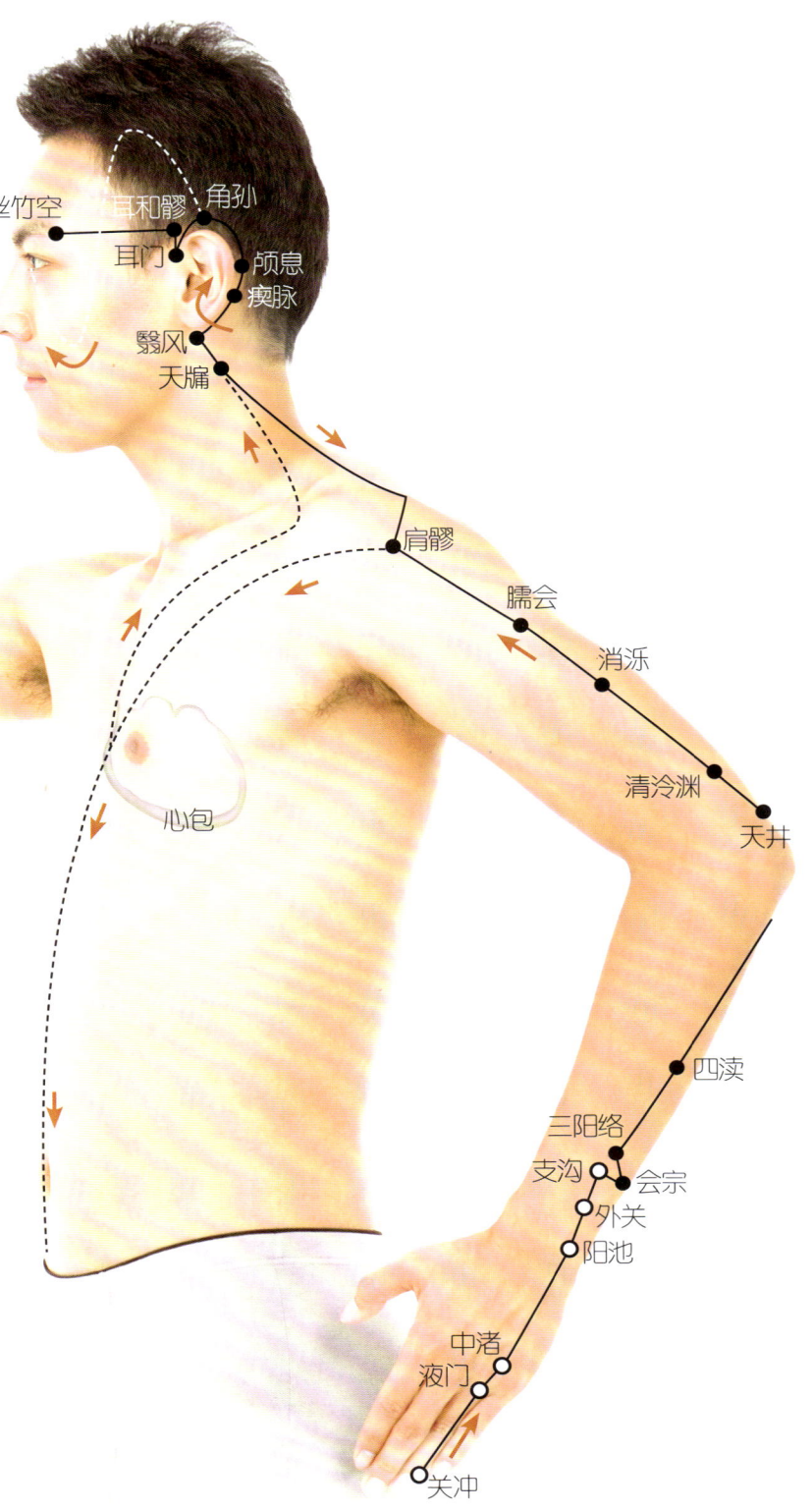

关冲 TE1
主治：寒热头痛、热病汗不出。
位置：在手指，第4指末节尺侧，指甲根角侧上方0.1寸（指寸）。
快速取穴：沿手无名指指甲底部与侧缘引线的交点处。

液门 TE2
主治：热病汗不出、寒热头痛、疟疾。
位置：在手背，第4、第5指间，指蹼缘后方赤白肉际处。
快速取穴：微握拳，掌心向下，第4、第5指间缝纹端，赤白肉际处。

中渚 TE3
主治：耳聋、耳鸣。
位置：在手背，第4、第5掌骨间，第4掌指关节近端凹陷中。
快速取穴：俯掌，液门直上1寸，第4、第5掌指关节之间的凹陷中。

阳池 TE4
主治：腕关节红肿不得屈伸、糖尿病。
位置：在腕后区，腕背侧远端横纹上，指伸肌腱的尺侧缘凹陷中。
快速取穴：抬臂垂腕，腕背部，由第4掌骨向上推至腕关节横纹，可触及凹陷处。

外关 TE5
主治：外感热病、感冒、头痛、耳鸣、胸胁痛、肘臂屈伸不利。
位置：在前臂后区，腕背侧远端横纹上2寸，尺骨与桡骨间隙中点。
快速取穴：抬臂俯掌，掌腕背横纹中点直上3横指，前臂两骨头之间的凹陷处。

支沟 TE6
主治：胸胁痛、便秘。
位置：在前臂后区，腕背侧远端横纹上3寸，尺骨与桡骨间隙中点。
快速取穴：抬臂俯掌，掌腕背横纹中点直上4横指，前臂两骨头之间的凹陷处。

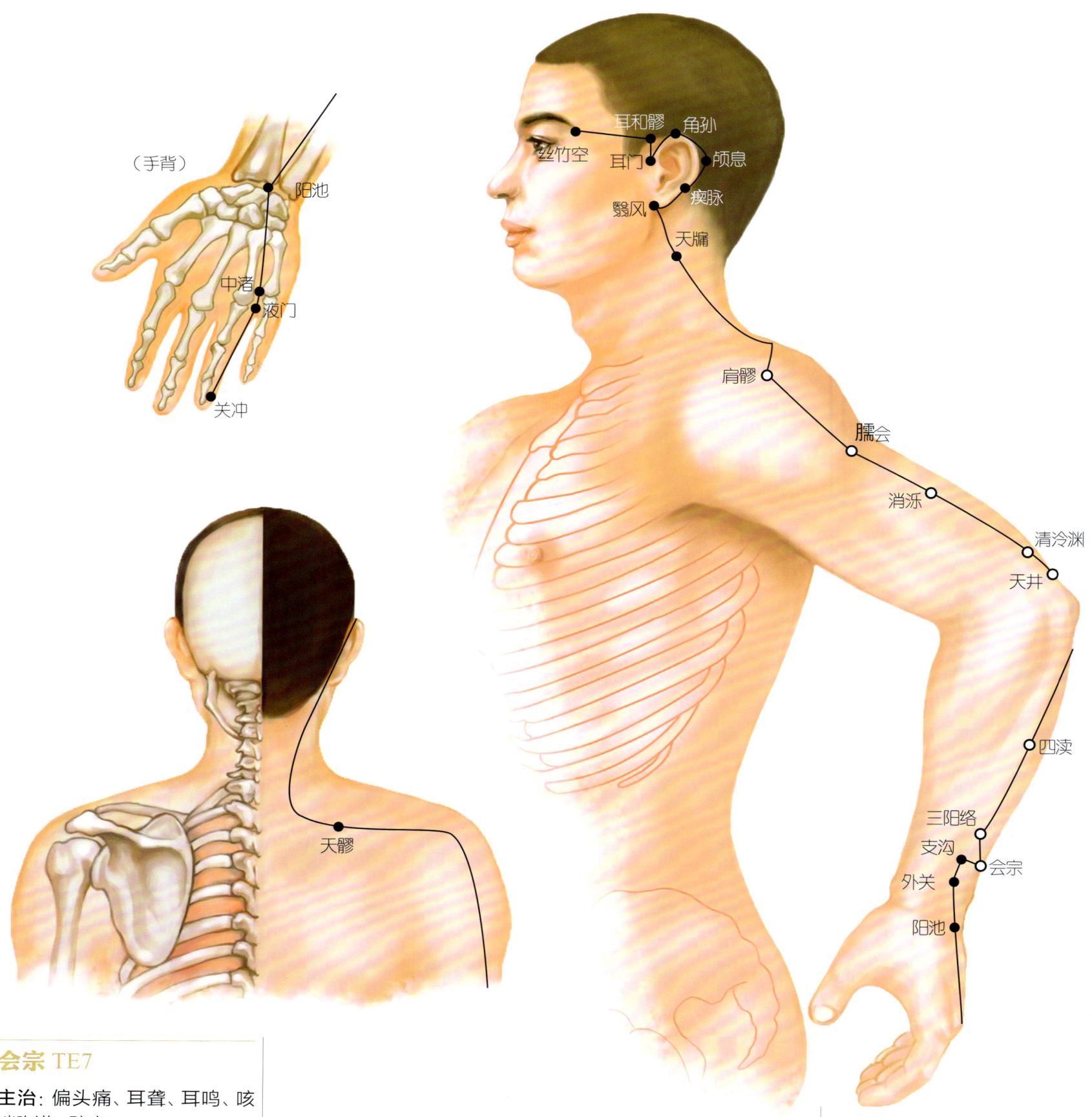

会宗 TE7
主治：偏头痛、耳聋、耳鸣、咳喘胸满、臂痛。
位置：在前臂后区，腕背侧远端横纹上3寸，尺骨的桡侧缘。
快速取穴：抬臂俯掌，掌腕背横纹中点直上4横指，拇指侧按压有酸胀感处。

三阳络 TE8
主治：臂痛、脑血管病后遗症。
位置：在前臂后区，腕背侧远端横纹上4寸，尺骨与桡骨间隙中点。
快速取穴：支沟直上1横指，前臂两骨头之间凹陷处。

四渎 TE9
主治：暴喑、耳聋、下牙痛、眼疾。
位置：在前臂后区，肘尖下5寸，尺骨与桡骨间隙中点。
快速取穴：向前伸臂俯掌，腕横纹中点直上7寸，尺桡骨之间。

天井 TE10
主治：暴喑、眼疾。
位置：在肘后区，肘尖上1寸凹陷中。
快速取穴：屈肘，肘尖直上1横指凹陷处。

清泠渊 TE11
主治：臂痛、头项痛、眼疾。
位置：在臂后区，肘尖与肩峰角连线上，肘尖上2寸。
快速取穴：屈肘，肘尖直上3横指凹陷处。

消泺 TE12
主治：头项强痛、臂痛、头痛、齿痛。
位置：在臂后区，肘尖与肩峰角连线上，肘尖上5寸。
快速取穴：正坐垂肩，在臑会与清泠渊连线的中点。

臑会 TE13
主治：肩胛肿痛、肩臂痛、瘿气、瘰疬。
位置：在臂后区，肩峰角下3寸，三角肌的后下缘。
快速取穴：肩髎与肘尖连线上，肩髎下4横指处。

肩髎 TE14
主治：肩胛肿痛、肩臂痛、瘿气、瘰疬。
位置：在三角肌区，肩峰角与肱骨大结节两骨间凹陷中。
快速取穴：外展上臂，肩膀后下方呈现凹陷处。

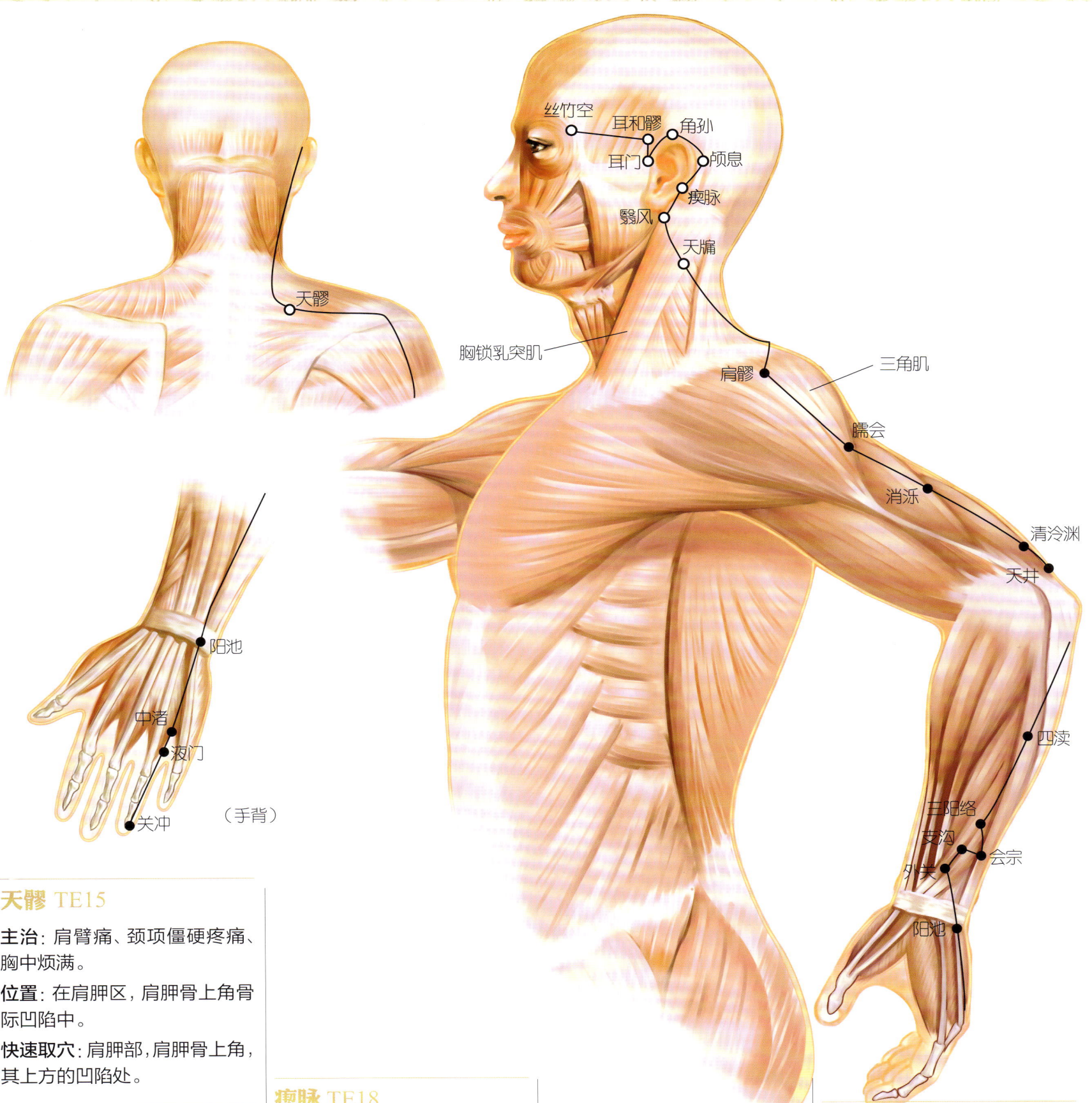

天髎 TE15

主治：肩臂痛、颈项僵硬疼痛、胸中烦满。

位置：在肩胛区，肩胛骨上角骨际凹陷中。

快速取穴：肩胛部，肩胛骨上角，其上方的凹陷处。

天牖 TE16

主治：头痛、头晕、暴聋、颈项僵硬。

位置：在颈侧部，横平下颌角，胸锁乳突肌的后缘凹陷中。

快速取穴：下颌角乳突后方直下平下颌角的凹陷处。

翳风 TE17

主治：耳鸣、耳聋、中耳炎、口眼㖞斜、齿痛、颊肿、慢性咽炎、甲状腺功能亢进。

位置：在耳垂后方，乳突下端前方凹陷中。

快速取穴：头偏向一侧，将耳垂下压，所覆盖范围中的凹陷处。

瘈脉 TE18

主治：耳鸣、小儿惊厥。

位置：在头部，乳突中央，角孙至翳风沿耳轮弧形连线的上2/3与下1/3交点处。

快速取穴：正坐或侧伏，在耳后发际与外耳道口平齐处。

颅息 TE19

主治：耳鸣、头痛、耳聋、小儿惊厥、呕吐、泄泻。

位置：在头部，角孙至翳风沿耳轮弧形连线的上1/3与下2/3交点处。

快速取穴：正坐或侧伏，在耳后发际，在瘈脉与角孙沿耳轮连线的中点处。

角孙 TE20

主治：耳部肿痛、目赤肿痛、齿痛、头痛、颈项僵硬。

位置：在头部，耳尖正对发际处。

快速取穴：在头部，将耳廓折叠向前，找到耳尖，耳尖直上入发际处。

耳门 TE21

主治：耳鸣、耳聋、聍耳、齿痛。

位置：在耳区，耳屏上切迹与下颌骨髁突之间的凹陷中。

快速取穴：耳屏上缘的前方，张口有凹陷处。

耳和髎 TE22

主治：牙关拘急、口眼㖞斜、头重痛、耳鸣、颌肿。

位置：在头部，沿鬓发后缘，沿耳廓的前方，颞浅动脉的后缘。

快速取穴：在头侧部，沿鬓发后缘做垂直线，沿耳廓根部做水平线，两者交点处。

丝竹空 TE23

主治：头痛、齿痛、目眩、目赤肿痛、眼睑瞤动。

位置：在面部，眉梢凹陷中。

快速取穴：在面部，眉毛外侧缘眉梢凹陷处。

第十一章 足少阳胆经

足少阳胆经在目外眦与手少阳三焦经衔接，联系的脏腑器官有目、耳，属胆，络肝，在足大趾甲后与足厥阴肝经相接。胆经贯穿全身上下，上至头面部，中到肩胸肚腹，下至足部，因此身体所有的问题都能一一解决。所以胆经是众人喜爱的明星经脉。

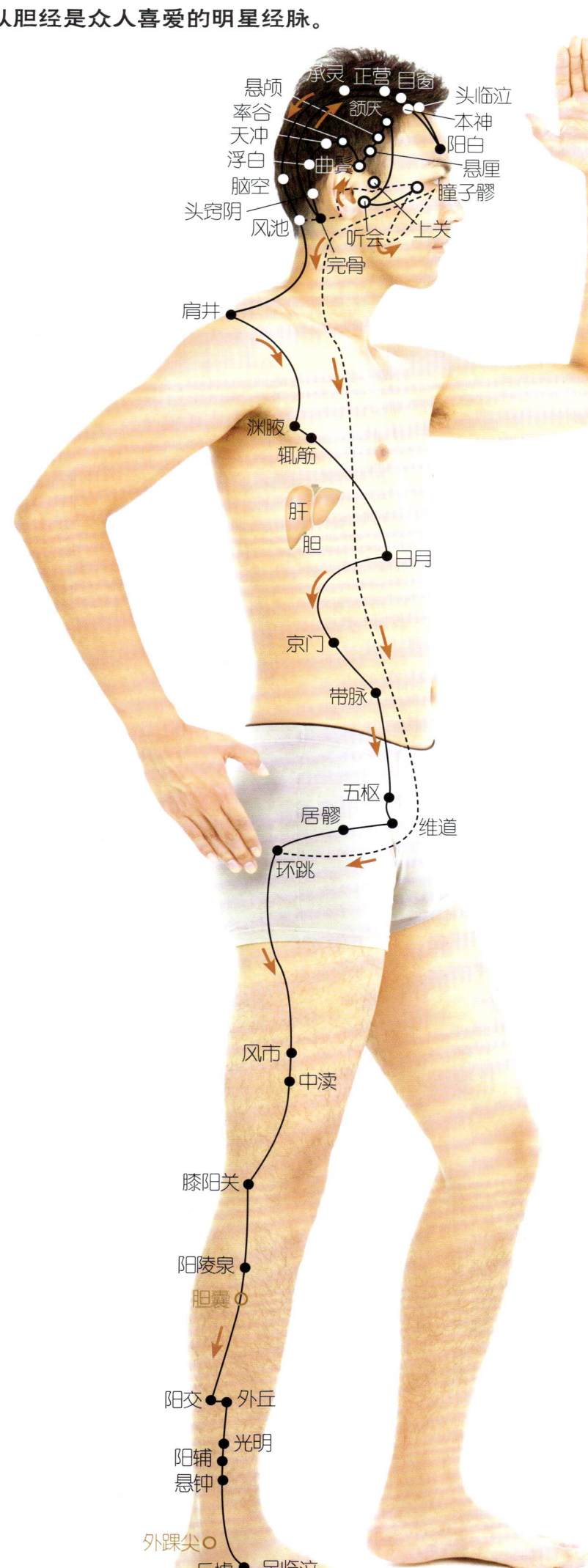

瞳子髎 GB1

主治：头痛眩晕、口眼㖞斜、目痛、迎风流泪、目生翳膜。

位置：在面部，目外眦外侧 0.5 寸凹陷中。

快速取穴：正坐，目外眦旁，眼眶外侧缘处。

听会 GB2

主治：头痛眩晕、口眼㖞斜、耳鸣、耳聋。

位置：在面部，耳屏间切迹与下颌骨髁突之间的凹陷中。

快速取穴：正坐，耳屏下缘前方，张口有凹陷处。

上关 GB3

主治：头痛眩晕、耳鸣、耳聋。

位置：在面部，颧弓上缘中央凹陷中。

快速取穴：正坐，耳屏往前 2 横指，耳前颧骨弓上侧凹陷处。

颔厌 GB4

主治：头痛眩晕、耳鸣、耳聋。

位置：在头部，从头维至曲鬓的弧形连线（其弧度与鬓发弧度相应）的上 1/4 与下 3/4 的交点处。

快速取穴：头维和曲鬓连线，上 1/4 处。

悬颅 GB5

主治：偏头痛。

位置：在头部，头维至曲鬓的弧形连线（其弧度与鬓发弧度相应）的中点处。

快速取穴：头维和曲鬓连线，中点处。

悬厘 GB6

主治：头痛眩晕。

位置：在头部，从头维至曲鬓的弧形连线（其弧度与鬓发弧度相应）的上 3/4 与下 1/4 的交点处。

快速取穴：头维和曲鬓连线下 1/4 处。

曲鬓 GB7

主治：头痛眩晕。

位置：在头部，耳前鬓角发际后缘与耳尖水平线的交点处。

快速取穴：在耳前鬓角发际后缘作垂直线，与耳尖水平线相交处。

率谷 GB8

主治：头痛、眩晕、小儿惊风。

位置：在头部，耳尖直上入发际 1.5 寸。

快速取穴：正坐或侧伏，将耳廓向前折曲，耳尖直上入发际 2 横指处。

注：○为经外奇穴，见附录介绍（55、56 页）。

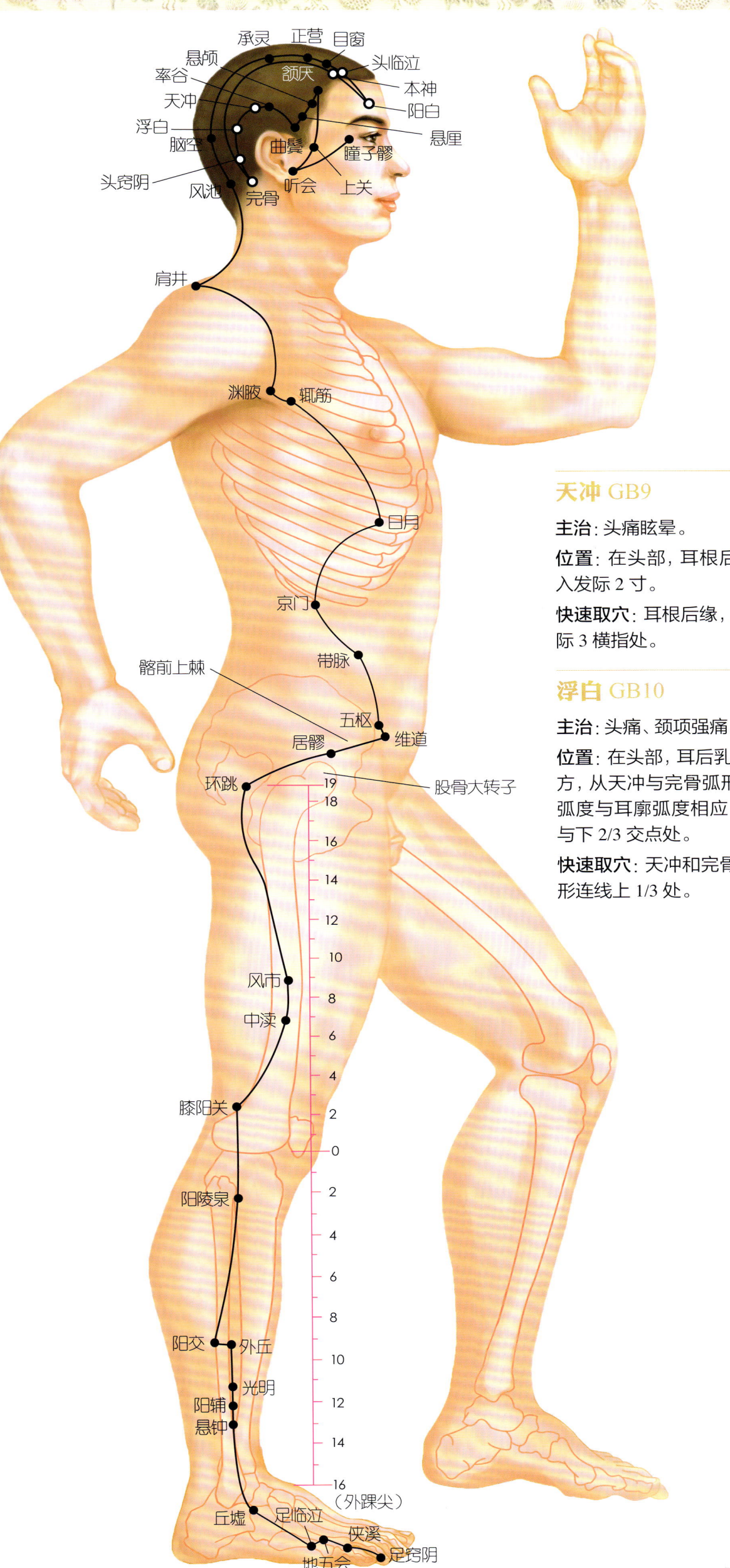

天冲 GB9

主治：头痛眩晕。

位置：在头部，耳根后缘直上，入发际 2 寸。

快速取穴：耳根后缘，直上入发际 3 横指处。

浮白 GB10

主治：头痛、颈项强痛。

位置：在头部，耳后乳突的后上方，从天冲与完骨弧形连线（其弧度与耳廓弧度相应）的上 1/3 与下 2/3 交点处。

快速取穴：天冲和完骨，两者弧形连线上 1/3 处。

头窍阴 GB11

主治：头痛眩晕、口眼㖞斜、耳鸣、耳聋、齿痛、胸胁痛、口苦。

位置：在头部，耳后乳突的后上方，从天冲与完骨的弧形连线（其弧度与耳廓弧度相应）的上 2/3 与下 1/3 交点处。

快速取穴：天冲和完骨，两者弧形连线下 1/3 处。

完骨 GB12

主治：头痛眩晕、耳鸣、耳聋。

位置：在头部，耳后乳突的后下方凹陷中。

快速取穴：耳后下方，可摸到一明显突起，其后下方凹陷处。

本神 GB13

主治：头痛、眩晕、颈项强直。

位置：在头部，前发际上 0.5 寸，头正中线旁开 3 寸。

快速取穴：正坐，从外眼角直上入发际 0.5 寸，按压有酸胀感处。

阳白 GB14

主治：头痛、眩晕、颈项强急、眼红肿疼痛、近视、夜盲症、面瘫、慢性鼻炎。

位置：在头部，眉上 1 寸，瞳孔直上。

快速取穴：正坐眼向前平视，自眉中直上 1 横指处。

头临泣 GB15

主治：头痛目眩、目赤肿痛、耳鸣耳聋、中风不省人事。

位置：在头部，前发际上 0.5 寸，瞳孔直上。

快速取穴：正坐眼向前平视，自眉中直上入前发际 0.5 寸处。

第十一章 足少阳胆经

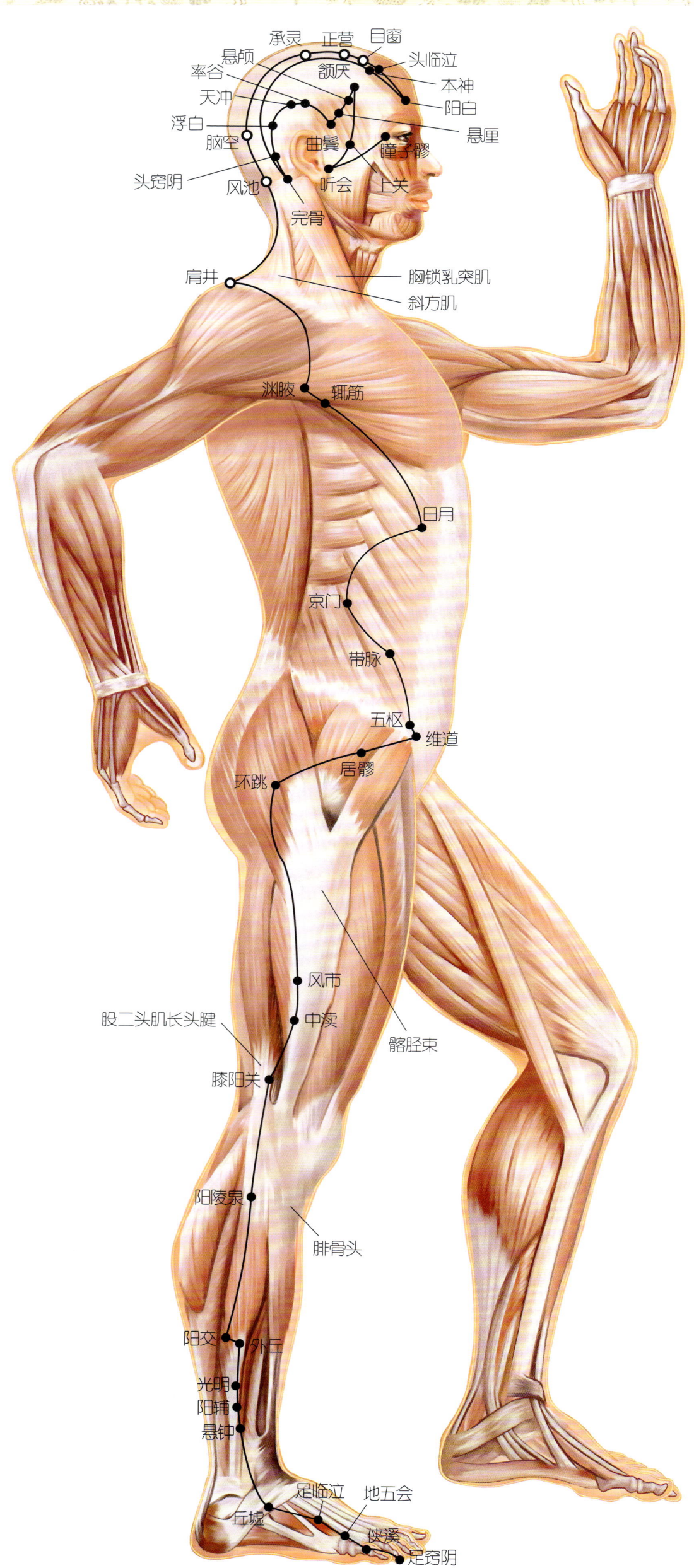

目窗 GB16

主治：头痛头晕、小儿惊痫。

位置：在头部，前发际上 1.5 寸，瞳孔直上。

快速取穴：正坐眼向前平视，自眉中直上入前发际 2 横指处。

正营 GB17

主治：头痛头晕、面目浮肿、目赤肿痛。

位置：在头部，前发际上 2.5 寸，瞳孔直上。

快速取穴：正坐仰靠直视前方，头临泣上 2 寸处。

承灵 GB18

主治：头痛、眩晕、目痛。

位置：在头部，前发际上 4 寸，瞳孔直上。

快速取穴：正坐仰靠，头临泣与风池的连线上，入前发际 4 寸。

脑空 GB19

主治：头痛、癫痫、惊悸。

位置：在头部，横平枕外隆凸的上缘，风池直上。

快速取穴：在后脑勺摸到隆起的最高骨，上缘外 3 横指凹陷处。

风池 GB20

主治：外感发热、颈项强痛、头痛头晕、失眠、中风昏迷、迎风流泪、耳鸣耳聋、高脂血症。

位置：在颈后区，枕骨之下，胸锁乳突肌上端与斜方肌上端之间的凹陷中。

快速取穴：正坐，后头骨下两条大筋外缘陷窝中，与耳垂齐平处。

肩井 GB21

主治：肩臂疼痛、乳腺炎、高脂血症、落枕、脑血管病后遗症。

位置：在肩胛区，第 7 颈椎棘突与肩峰最外侧点连线的中点。

快速取穴：大椎与锁骨肩峰端，两者连线中点。

渊腋 GB22

主治：胸满、胁痛、腋下肿、臂痛不举。

位置：在胸外侧区，第 4 肋间隙中，在腋中线上。

快速取穴：正坐举臂，从腋横纹水平沿腋中线直下 4 横指处。

辄筋 GB23

主治：胸胁痛、腋肿、咳嗽、气喘、呕吐、吞酸。

位置：在胸外侧区，第 4 肋间隙中，腋中线前 1 寸。

快速取穴：正坐举臂，从渊腋向前下量 1 横指处。

日月 GB24

主治：呃逆、反胃、吞酸。

位置：在胸部，第 7 肋间隙，前正中线旁开 4 寸。

快速取穴：正坐或仰卧，自乳头垂直向下推 3 个肋间隙，按压有酸胀处。

京门 GB25

主治：胁肋痛、腹胀、腰脊痛。

位置：在上腹部，第 12 肋骨游离端下际。

快速取穴：章门后 2 横指处。

带脉 GB26

主治：月经不调、赤白带下、闭经、痛经。

位置：在侧腹部，第 11 肋骨游离端垂线与脐水平线的交点上。

快速取穴：腋中线与肚脐水平线相交处。

五枢 GB27

主治：少腹痛、月经不调、赤白带下。

位置：在下腹部，横平脐下 3 寸，髂前上棘内侧。

快速取穴：从肚脐向下 4 横指处做水平线，与髂前上棘相交处。

维道 GB28

主治：月经不调、赤白带下。

位置：在下腹部，髂前上棘内下 0.5 寸。

快速取穴：侧卧，在腹股沟上，五枢前下 0.5 寸处。

居髎 GB29

主治：腰腿痹痛、瘫痪、足痿、疝气。

位置：在臀区，髂前上棘与股骨大转子最凸点连线的中点处。

快速取穴：髂前上棘是侧腹隆起的骨性标志，股骨大转子是髋部最隆起处，两者连线中点。

环跳 GB30

主治：腰胯疼痛、挫闪腰痛、下肢痿痹、膝踝肿痛、遍身风疹、半身不遂。

位置：在臀区，股骨大转子最凸点与骶管裂孔连线上的外 1/3 与内 2/3 交点处。

快速取穴：侧卧上腿弯曲，拇指横纹按在股骨大转头上，拇指指向脊柱，指尖所在凹陷处。

风市 GB31

主治：中风半身不遂、下肢痿痹、遍身瘙痒。

位置：在股部，直立垂手，掌心贴于大腿时，中指尖所指凹陷中，髂胫束后缘。

快速取穴：直立垂手，手掌并拢伸直，中指尖处。

中渎 GB32

主治：下肢痿痹、麻木、半身不遂。

位置：在股部，腘横纹上 5 寸，髂胫束后缘。

快速取穴：风市直下 3 横指处。

膝阳关 GB33

主治：膝髌肿痛、腘筋挛急、小腿麻木。

位置：在膝部，股骨外上髁后上缘，股二头肌腱与髂胫束之间的凹陷中。

快速取穴：屈膝 90°，膝上外侧有一高骨，其上方有一凹陷处。

阳陵泉 GB34

主治：头痛、耳鸣、耳聋，呕吐胆汁、寒热往来、黄疸、膝肿痛、下肢痿痹、麻木、痛风。

位置：在小腿外侧，腓骨头前下方凹陷中。

快速取穴：屈膝 90°，膝关节外下方，腓骨小头前下方凹陷处。

阳交 GB35

主治：膝痛、足胫痿痹。

位置：在小腿外侧，外踝尖上 7 寸，腓骨后缘。

快速取穴：腘横纹头与外踝尖连线上，中点向下 1 横指，腓骨后缘处。

外丘 GB36

主治：癫痫。

位置：在小腿外侧，外踝尖上 7 寸，腓骨前缘。

快速取穴：腘横纹头与外踝尖连线上，中点向下 1 横指，腓骨前缘处。

光明 GB37

主治：目赤肿痛、视物不明。

位置：在小腿外侧，外踝尖上 5 寸，腓骨前缘。

快速取穴：外丘沿腓骨前缘向下 3 横指处。

阳辅 GB38

主治：半身不遂、下肢麻痹、腰痛、偏头痛。

位置：在小腿外侧，外踝尖上 4 寸，腓骨前缘。

快速取穴：外丘沿腓骨前缘向下 4 横指处。

悬钟 GB39

主治：颈项僵硬、四肢关节酸痛、跟骨痛、头晕、失眠、记忆减退、耳鸣耳聋、高血压。

位置：在小腿外侧，外踝尖上 3 寸，腓骨前缘。

快速取穴：外踝尖直上 4 横指处，腓骨前缘处。

丘墟 GB40

主治：胸胁痛。

位置：在踝区，外踝的前下方，趾长伸肌腱的外侧凹陷中。

快速取穴：正坐垂足或侧卧，外踝前下方，趾长伸肌腱外侧，与跟关节间凹陷处。

足临泣 GB41

主治：头痛目眩、目赤肿痛、齿痛、咽肿、耳聋、乳痈、腋下肿、胁肋痛。

位置：在足背，第 4、第 5 跖骨底结合部的前方，第 5 趾长伸肌腱外侧凹陷中。

快速取穴：坐位，小趾向上翘起，小趾长肌腱外侧凹陷中，按压有酸胀感处。

地五会 GB42

主治：头痛目眩、目赤肿痛、咽肿、耳聋。

位置：在足背，第 4、第 5 跖骨间，第 4 跖趾关节近端凹陷中。

快速取穴：坐位，小趾向上翘起，小趾长肌腱内侧缘处。

侠溪 GB43

主治：头痛、耳鸣、耳聋、目痛、颊肿。

位置：在足背，第 4、第 5 趾间，趾蹼缘后方赤白肉际处。

快速取穴：正坐垂足，足背部第 4、第 5 趾缝端，赤白肉际处。

足窍阴 GB44

主治：偏头痛、目赤肿痛、耳鸣、耳聋、胸胁痛。

位置：在足趾，第 4 趾末节外侧，趾甲根角侧后方 0.1 寸（指寸）。

快速取穴：坐位，第 4 趾趾甲外侧缘与下缘各做一垂线交点处。

第十二章 足厥阴肝经

　　足厥阴肝经在足大趾趾甲后与足少阳胆经衔接，联系的脏腑器官有阴器、目系、喉咙之后、颃颡（咽上上腭与鼻相通的部位）、唇内、胃、肺，属肝，络胆，在肺中与手太阴肺经相接。肝和人的情绪紧密相连，肝经出现压抑或者其他问题，人的情绪就会烦躁、低落，与之相联的脏器功能就不能得到很好地发挥，进而影响全身健康。

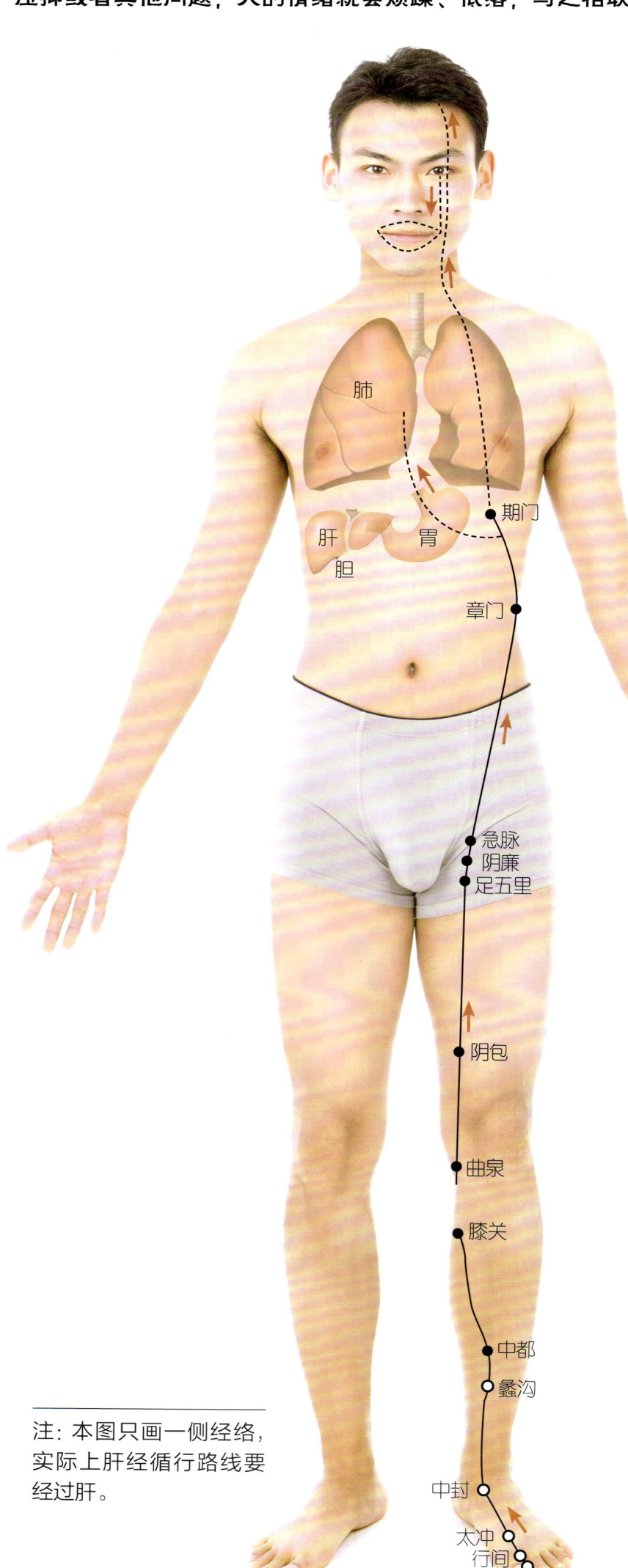

注：本图只画一侧经络，实际上肝经循行路线要经过肝。

大敦 LR1
主治：闭经、崩漏、阴挺、疝气、遗尿、癃闭。
位置：在足趾，大趾末节外侧，趾甲根角侧后方0.1寸（指寸）。
快速取穴：坐位，足趾趾甲外侧缘与下缘各做一垂线交点处。

行间 LR2
主治：头痛、眩晕、耳鸣耳聋、胸胁胀痛、心烦、失眠、遗精、阳痿、外阴瘙痒、痛经、崩漏。
位置：在足背，第1、第2趾间，趾蹼缘后方赤白肉际处。
快速取穴：正坐垂足，足背第1、第2趾缝端凹陷处。

太冲 LR3
主治：感冒、头痛、头晕、心烦、失眠、低血压、精液不足、遗尿、淋病、呕吐、胸胁支满、腰脊疼痛、月经不调、痛经、闭经、崩漏、带下、乳痛、痛风、动脉硬化、老年痴呆。
位置：在足背，第1、第2跖骨间，跖骨底结合部前方凹陷中，或触及动脉搏动。
快速取穴：足背，沿第1、第2趾间横纹向足背上推，感到有一凹陷即是。

中封 LR4
主治：内踝肿痛、足冷、小腹痛、咽干。
位置：在踝区，内踝前，胫骨前肌腱的内侧缘凹陷处。
快速取穴：坐位，趾上翘，足背可见一大筋，其内侧，足内踝前下方凹陷处。

蠡沟 LR5
主治：疝气、遗尿、癃闭、阴痛阴痒、月经不调、赤白带下、阴挺、崩漏。
位置：在小腿内侧，内踝尖上5寸，胫骨内侧面的中央。
快速取穴：坐位，内踝尖垂直向上5寸，胫骨内侧凹陷处。

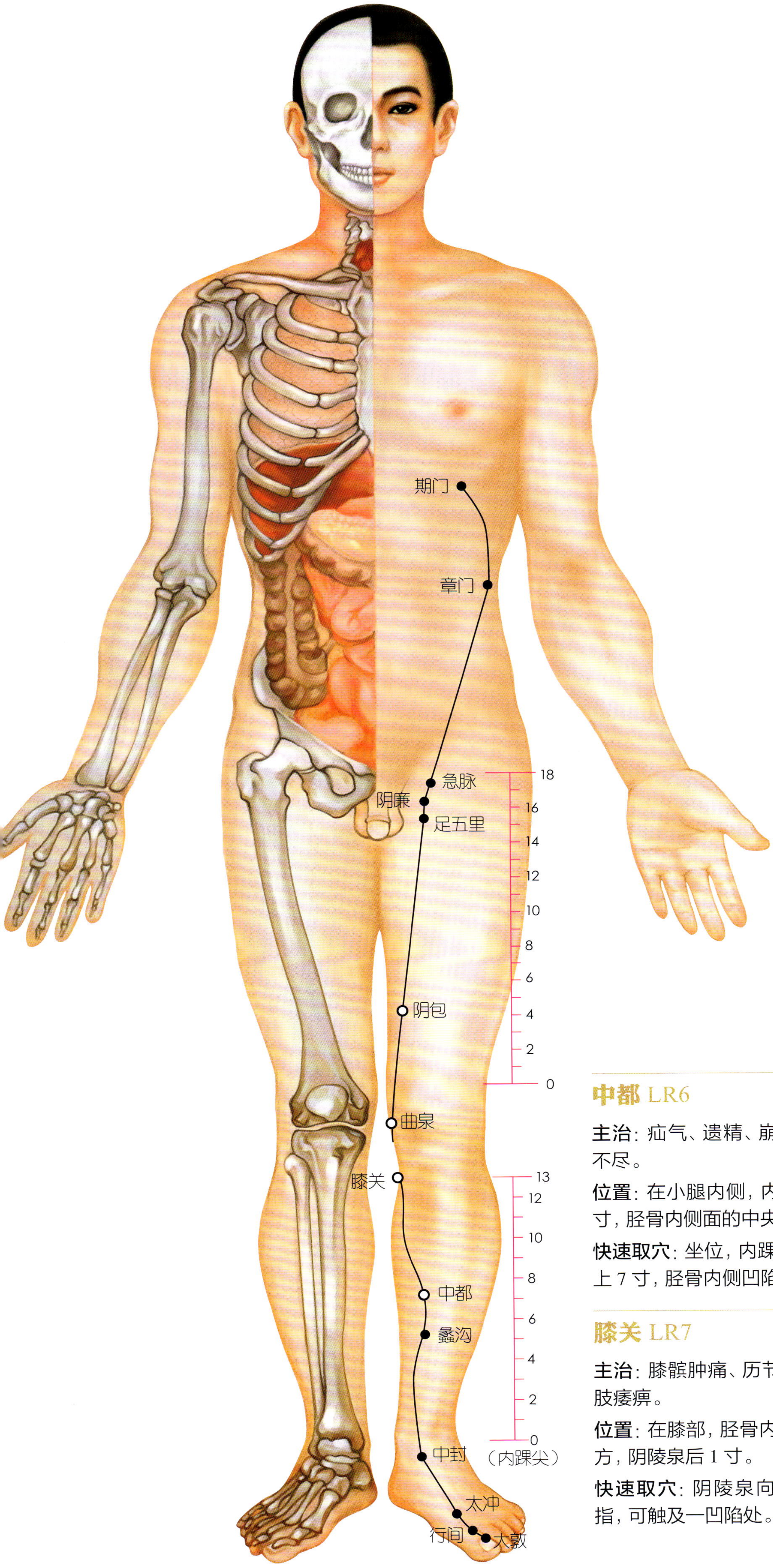

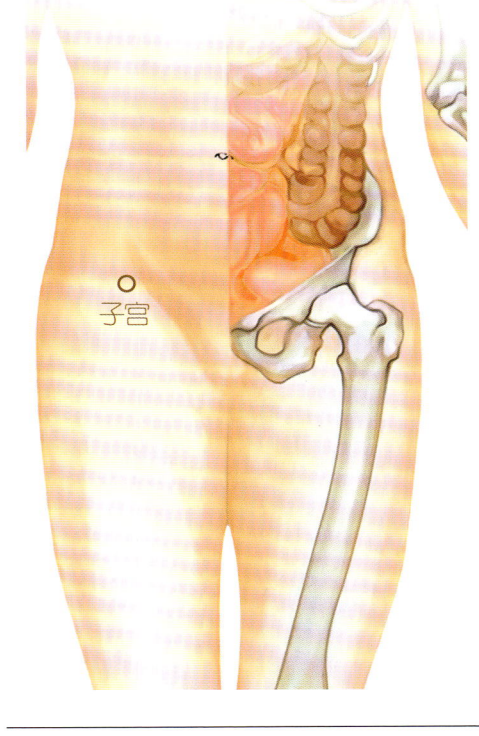

注：○为经外奇穴，见附录介绍（54页）。

中都 LR6

主治：疝气、遗精、崩漏、恶露不尽。

位置：在小腿内侧，内踝尖上7寸，胫骨内侧面的中央。

快速取穴：坐位，内踝尖垂直向上7寸，胫骨内侧凹陷处。

膝关 LR7

主治：膝髌肿痛、历节风痛、下肢痿痹。

位置：在膝部，胫骨内侧髁的下方，阴陵泉后1寸。

快速取穴：阴陵泉向后量1横指，可触及一凹陷处。

曲泉 LR8

主治：阳痿。

位置：在膝部，腘横纹内侧端，半腱肌腱内缘凹陷中。

快速取穴：膝内侧，屈膝时可见膝关节内侧面横纹端，其横纹头凹陷处。

阴包 LR9

主治：月经不调、腰骶痛、小腹痛。

位置：在股前区，髌底上4寸，股内肌与缝匠肌之间。

快速取穴：大腿内侧，膝盖内侧上端的骨性标志，直上4寸处。

第十二章 足厥阴肝经

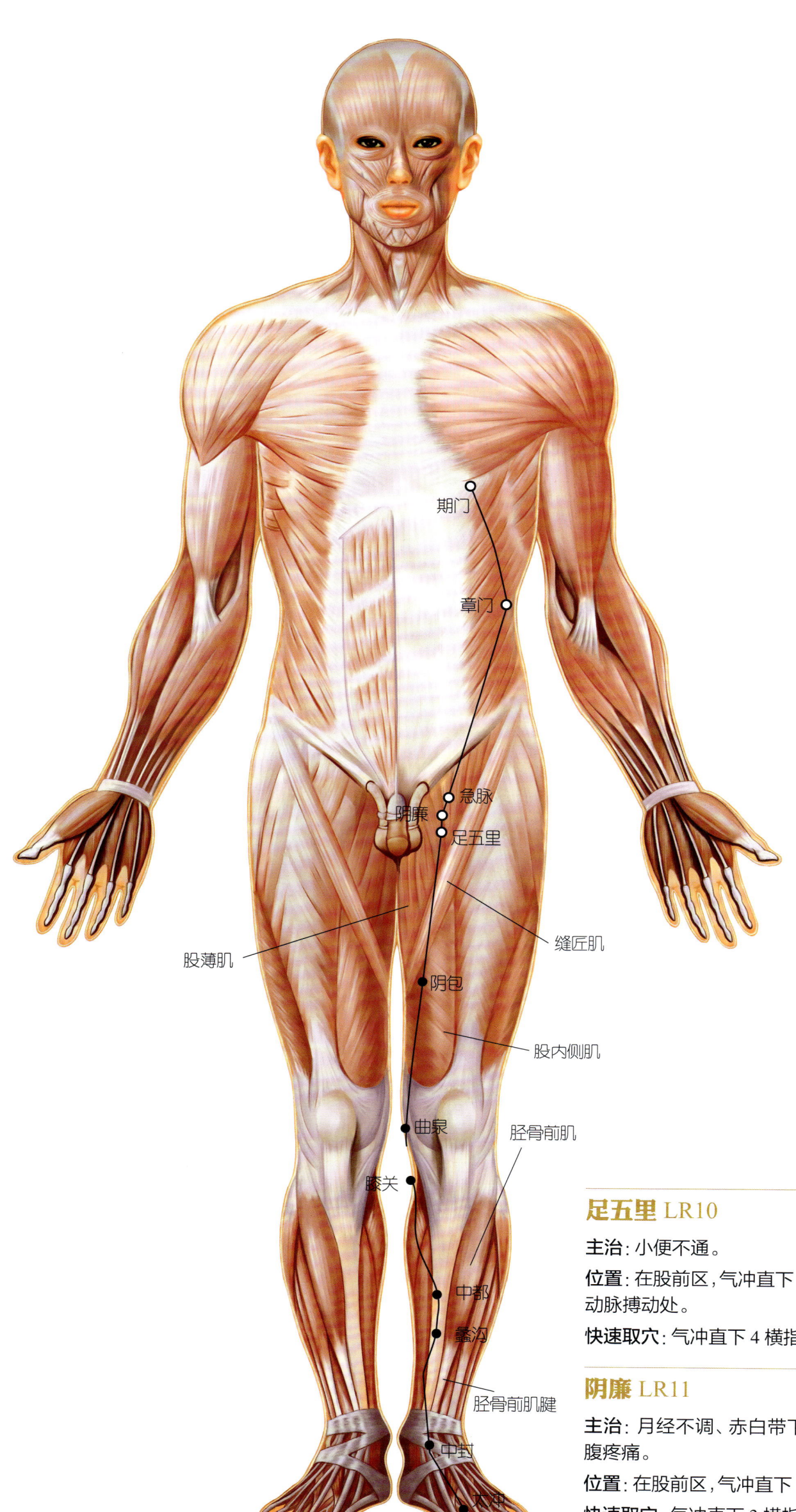

足五里 LR10

主治：小便不通。

位置：在股前区，气冲直下 3 寸，动脉搏动处。

快速取穴：气冲直下 4 横指处。

阴廉 LR11

主治：月经不调、赤白带下、小腹疼痛。

位置：在股前区，气冲直下 2 寸。

快速取穴：气冲直下 3 横指处。

急脉 LR12

主治：小腹痛、疝气、阴茎痛。

位置：在腹股沟区，平耻骨联合上缘，前正中线旁开 2.5 寸处。

快速取穴：腹股沟动脉搏动处，正中线旁开 4 横指处。

章门 LR13

主治：脘腹胀满、胸胁支满。

位置：在侧腹部，第 11 肋游离端的下际。

快速取穴：正坐，屈肘合腋，肘尖所指处，按压有酸胀感处。

期门 LR14

主治：胸胁支满、呕吐呃逆、乳腺增生。

位置：在胸部，第 6 肋间隙，前正中线旁开 4 寸。

快速取穴：正坐或仰卧，自乳头垂直向下推 2 个肋间隙，按压有酸胀感处。

第十三章 任脉

任脉起于胞中，其主干行于前正中线，按十四经流注与督脉衔接，交于手太阴肺经。联系的脏腑器官主要有胞中（包含丹田、下焦、肝、胆、肾、膀胱）、咽喉、唇口、目。任脉运行的路线和人体的生殖系统相对应，从会阴出来，沿着腹部和胸部正中线上行，与女子经、带、胎、产等关系密切，是女性一生的保护神。

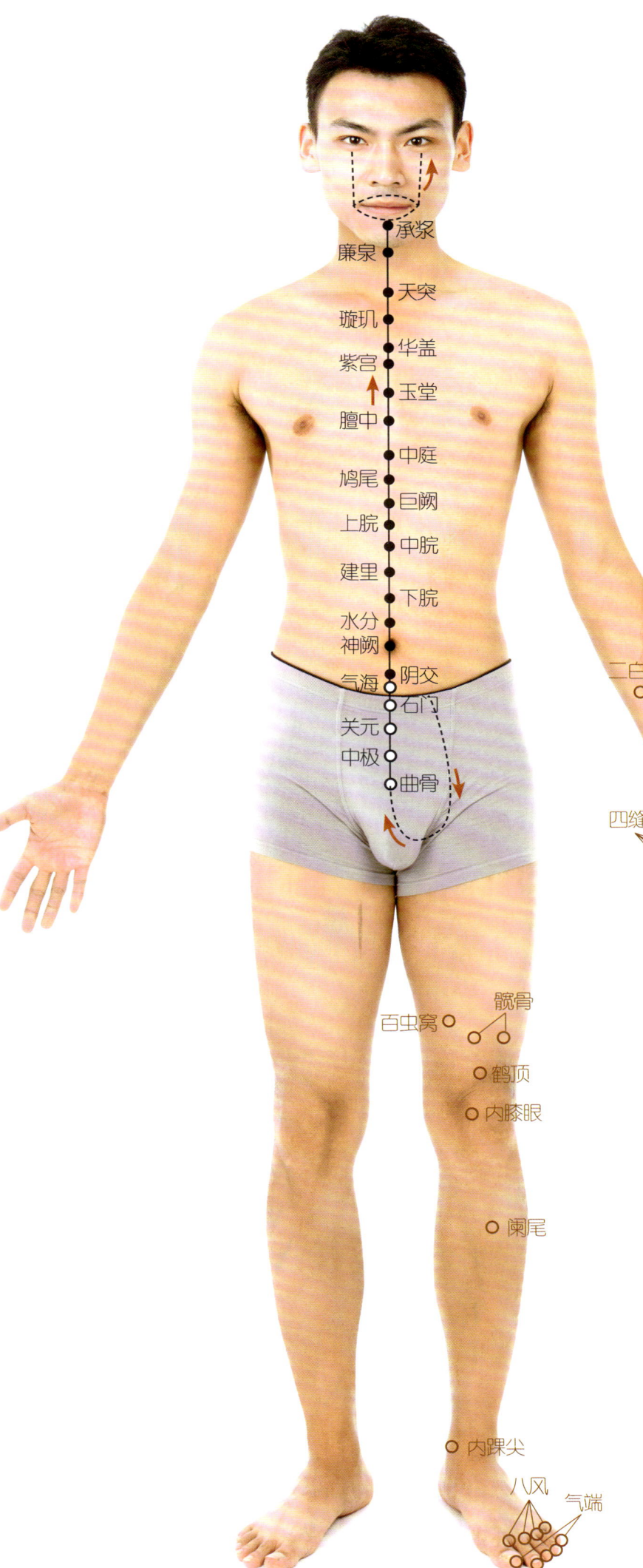

曲骨 CV2

主治：遗精、阳痿、月经不调、痛经、遗尿、带下、小腹胀满。

位置：在下腹部，耻骨联合上缘，前正中线上。

快速取穴：在下腹部，正中线上，下腹部向下摸到一个横着走行的骨性标志，上缘即是。

中极 CV3

主治：盆腔炎、疝气偏坠、遗精，阴痛、阴痒、慢性前列腺炎。

位置：在下腹部，脐中下4寸，前正中线上。

快速取穴：在下腹部，正中线上，曲骨向上1横指处。

关元 CV4

主治：低血压、小腹疾患、妇科疾病、肠胃疾患、虚证、慢性前列腺炎。

位置：在下腹部，脐中下3寸，前正中线上。

快速取穴：在下腹部，正中线上，肚脐中央向下4横指处。

石门 CV5

主治：闭经、带下。

位置：在下腹部，脐中下2寸，前正中线上。

快速取穴：在下腹部，正中线上，肚脐中央向下3横指处。

气海 CV6

主治：小腹疾患、妇科疾病、肠胃疾患、虚证、肺气肿。

位置：在下腹部，脐中下1.5寸，前正中线上。

快速取穴：在下腹部，正中线上，肚脐中央向下2横指处。

会阴 CV1

主治：阴痒、阴痛、阴部汗湿、阴门肿痛、小便难、大便秘结、闭经、疝气、溺水窒息、产后昏迷不醒、癫狂。

位置：在会阴部，男性在阴囊根部与肛门连线的中点，女性在大阴唇后联合与肛门连线的中点。

快速取穴：仰卧，双腿分开，男性在阴囊根部与肛门连线的中点，女性在大阴唇后联合与肛门连线的中点。

注：○为经外奇穴，见附录介绍（55、56页）。

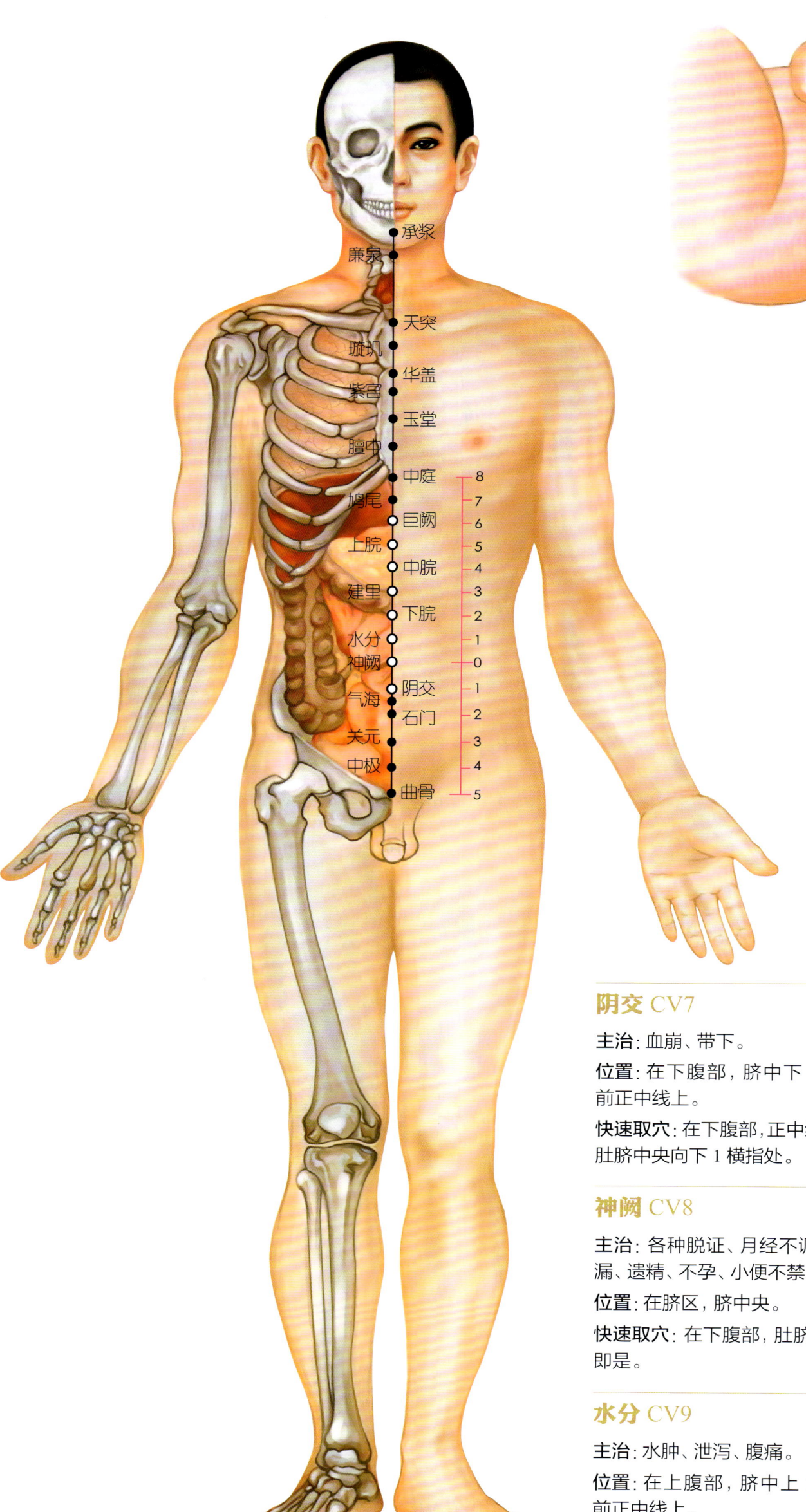

下脘 CV10

主治：腹痛、腹胀、呕吐、呃逆、泄泻。

位置：在上腹部，脐中上 2 寸，前正中线上。

快速取穴：在下腹部，正中线上，肚脐中央向上 3 横指处。

建里 CV11

主治：胃脘痛、呕吐、食欲不振、肠中切痛。

位置：在上腹部，脐中上 3 寸，前正中线上。

快速取穴：在下腹部，正中线上，肚脐中央向上 4 横指处。

中脘 CV12

主治：脾胃疾患、神志疾病、肺气肿。

位置：在上腹部，脐中上 4 寸，前正中线上。

快速取穴：仰卧，在前正中线上，胸剑联合与脐中连线的中点。

上脘 CV13

主治：胃脘疼痛、呕吐、呃逆、纳呆、痢疾。

位置：在上腹部，脐中上 5 寸，前正中线上。

快速取穴：仰卧，在前正中线上，中脘上 1 横指。

巨阙 CV14

主治：胸痛、心痛。

位置：在上腹部，脐中上 6 寸，前正中线上。

快速取穴：仰卧，在前正中线上，中脘上 3 横指

阴交 CV7

主治：血崩、带下。

位置：在下腹部，脐中下 1 寸，前正中线上。

快速取穴：在下腹部，正中线上，肚脐中央向下 1 横指处。

神阙 CV8

主治：各种脱证、月经不调、崩漏、遗精、不孕、小便不禁。

位置：在脐区，脐中央。

快速取穴：在下腹部，肚脐中央即是。

水分 CV9

主治：水肿、泄泻、腹痛。

位置：在上腹部，脐中上 1 寸，前正中线上。

快速取穴：在下腹部，正中线上，肚脐中央向上 1 横指处。

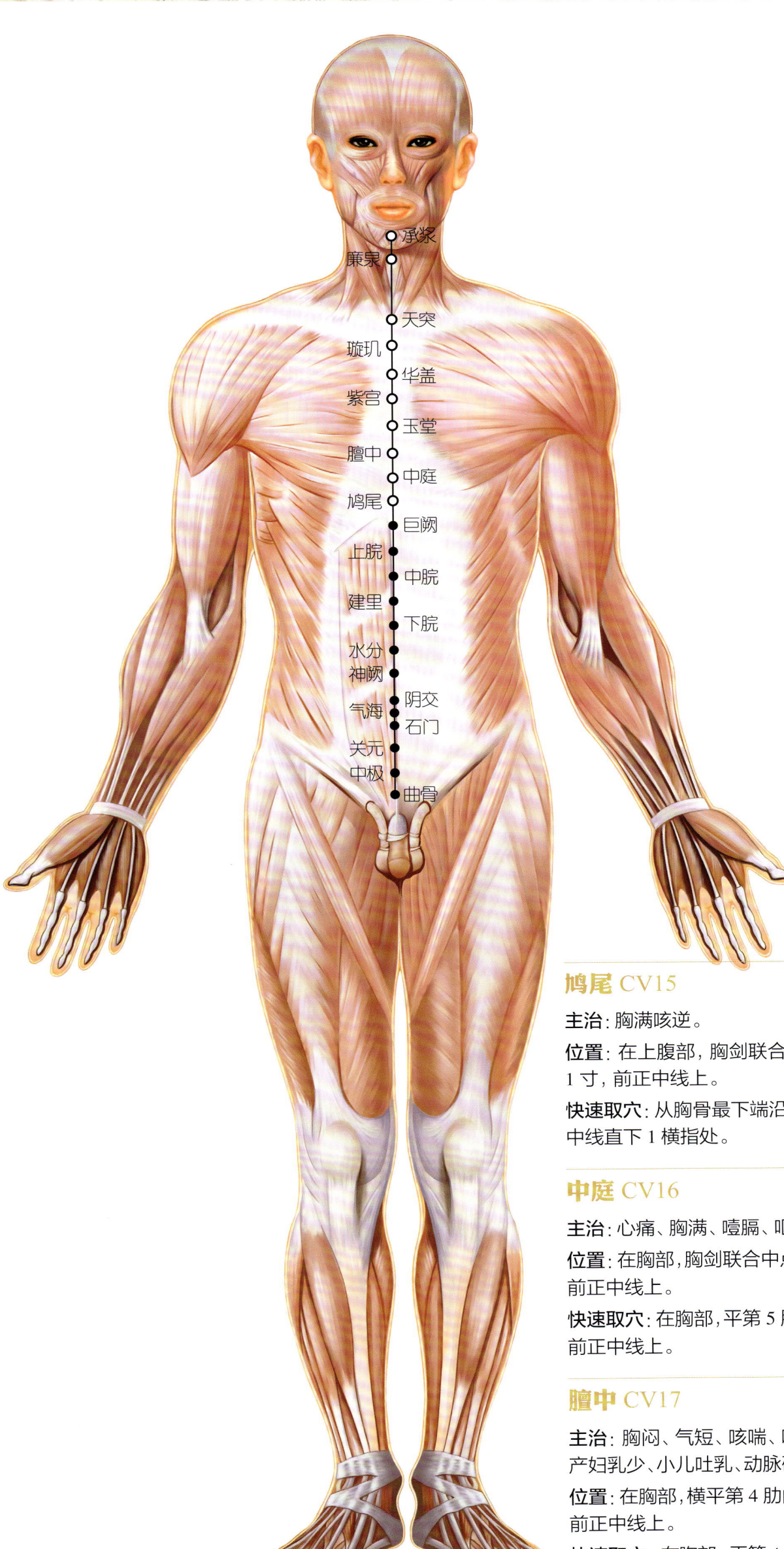

玉堂 CV18
主治：咳嗽、气短、喘息。
位置：在胸部，横平第 3 肋间隙，前正中线上。
快速取穴：在胸部，平第 3 肋间，前正中线上。

紫宫 CV19
主治：咳嗽、气喘、胸胁支满、胸痛。
位置：在胸部，横平第 2 肋间隙，前正中线上。
快速取穴：在胸部，平第 2 肋间，前正中线上。

华盖 CV20
主治：咳嗽、气喘、胸胁支满、胸痛。
位置：在胸部，横平第 1 肋间隙，前正中线上。
快速取穴：在胸部，平第 1 肋间，前正中线上。

璇玑 CV21
主治：咳嗽、气喘、胸胁支满、胸痛、咽喉肿痛。
位置：在胸部，胸骨上窝下 1 寸，前正中线上。
快速取穴：仰卧，从天突沿前正中线向下 1 横指处。

天突 CV22
主治：哮喘、咳嗽、咯吐脓血、暴喑、咽喉肿痛、瘿气、梅核气、心与背相控而痛、瘾疹。
位置：在颈前区，胸骨上窝中央，前正中线上。
快速取穴：仰卧，由喉结直下可摸到一凹窝，中央处。

廉泉 CV23
主治：慢性咽炎、舌下肿痛、舌纵涎下、舌强不语、暴喑、口舌生疮、老年痴呆。
位置：在颈前区，喉结上方，舌骨上缘凹陷中，前正中线上。
快速取穴：仰靠，在前正中线上，喉结上方，舌骨上缘凹陷处。

承浆 CV24
主治：中风昏迷、口眼㖞斜、流涎。
位置：在面部，颏唇沟的正中凹陷处。
快速取穴：正坐仰靠，下唇下正中按压有凹陷处。

鸠尾 CV15
主治：胸满咳逆。
位置：在上腹部，胸剑联合部下 1 寸，前正中线上。
快速取穴：从胸骨最下端沿前正中线直下 1 横指处。

中庭 CV16
主治：心痛、胸满、噎膈、呕吐。
位置：在胸部，胸剑联合中点处，前正中线上。
快速取穴：在胸部，平第 5 肋间，前正中线上。

膻中 CV17
主治：胸闷、气短、咳喘、噎膈、产妇乳少、小儿吐乳、动脉硬化。
位置：在胸部，横平第 4 肋间隙，前正中线上。
快速取穴：在胸部，平第 4 肋间，前正中线上（约是两乳头连线中点）。

第十四章 督脉

督脉主干行于身后正中线。按十四经流注与足厥阴肝经衔接，交于任脉。联系的脏腑器官主要有胞中（包含丹田、下焦、肝、胆、肾、膀胱）、心、脑、喉、目。督脉运行于人体后背，取其在背后监督的意思。它总管一身的阳气，对于头痛脑热及阳虚导致的各种症状都有极好的调治作用，所以，督脉可说是调节阳经气血的总督。

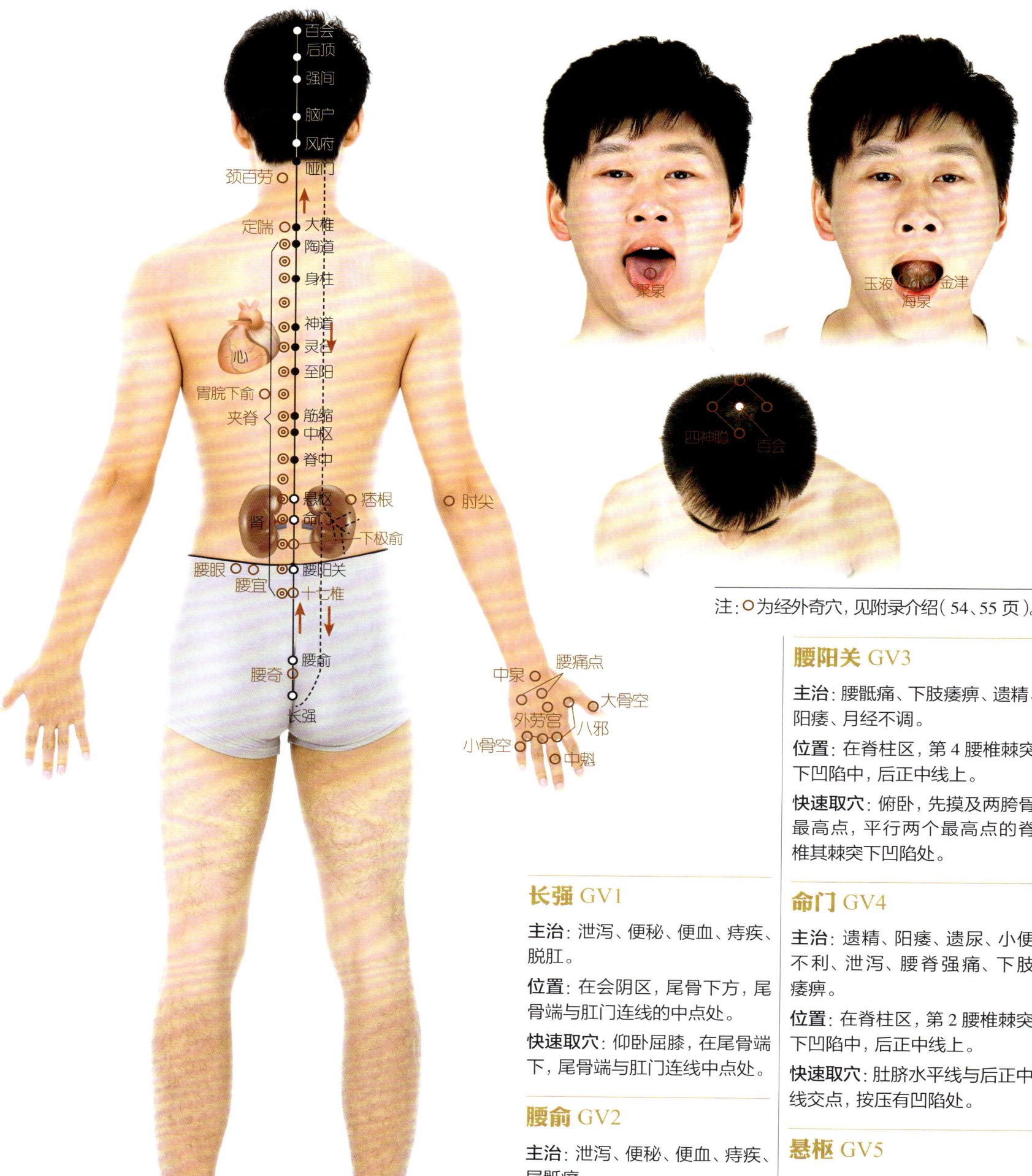

注：○为经外奇穴，见附录介绍（54、55页）。

长强 GV1
主治：泄泻、便秘、便血、痔疾、脱肛。
位置：在会阴区，尾骨下方，尾骨端与肛门连线的中点处。
快速取穴：仰卧屈膝，在尾骨端下，尾骨端与肛门连线中点处。

腰俞 GV2
主治：泄泻、便秘、便血、痔疾、尾骶痛。
位置：在骶区，正对骶管裂孔，后正中线上。
快速取穴：俯卧或侧卧，在后正中线上，与两骶角下缘平齐（尾骨上方左右的骶角）。

腰阳关 GV3
主治：腰骶痛、下肢痿痹、遗精、阳痿、月经不调。
位置：在脊柱区，第4腰椎棘突下凹陷中，后正中线上。
快速取穴：俯卧，先摸及两胯骨最高点，平行两个最高点的脊椎其棘突下凹陷处。

命门 GV4
主治：遗精、阳痿、遗尿、小便不利、泄泻、腰脊强痛、下肢痿痹。
位置：在脊柱区，第2腰椎棘突下凹陷中，后正中线上。
快速取穴：肚脐水平线与后正中线交点，按压有凹陷处。

悬枢 GV5
主治：腹痛、腹胀、泄泻、腰脊强痛。
位置：在脊柱区，第1腰椎棘突下凹陷中，后正中线上。
快速取穴：从命门沿后正中线向上推1个椎体，下缘凹陷处。

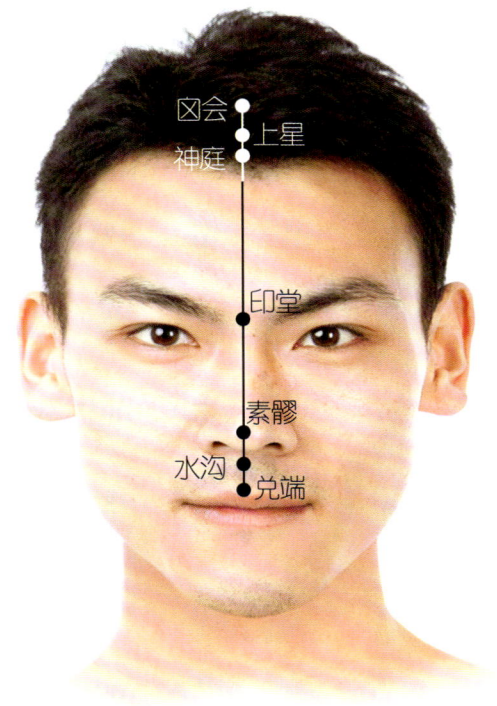
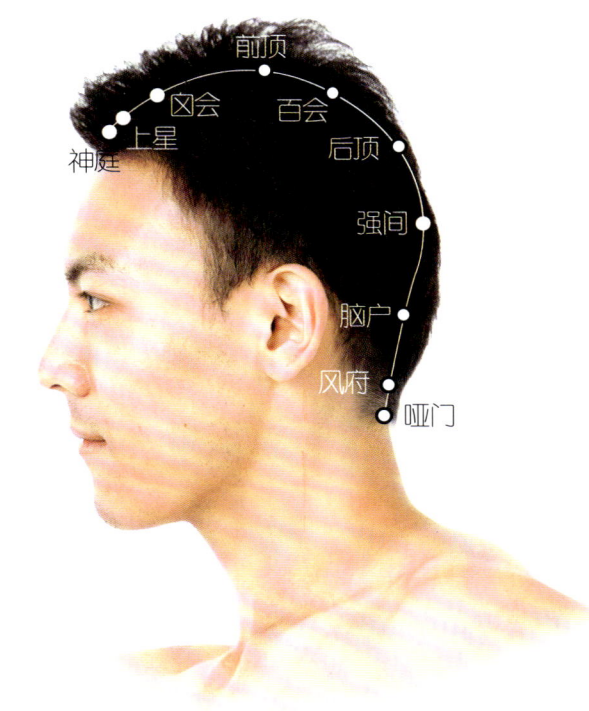

脊中 GV6
主治：腹泻、痢疾、痔疮。
位置：在脊柱区，第11胸椎棘突下凹陷中，后正中线上。
快速取穴：两侧肩胛下角连线与后正中线相交处向下推4个椎体，下缘凹陷处。

中枢 GV7
主治：呕吐、腹满、胃痛、食欲不振、腰背痛。
位置：在脊柱区，第10胸椎棘突下凹陷中，后正中线上。
快速取穴：两侧肩胛下角连线与后正中线相交处向下推3个椎体，下缘凹陷处。

筋缩 GV8
主治：抽搐、脊强、四肢不收、筋挛拘急、癫痫、惊痫。
位置：在脊柱区，第9胸椎棘突下凹陷中，后正中线上。
快速取穴：两侧肩胛下角连线与后正中线相交处向下推2个椎体，下缘凹陷处。

至阳 GV9
主治：胸胁胀痛、黄疸、腰痛、脊强。
位置：在脊柱区，第7胸椎棘突下凹陷中，后正中线上。
快速取穴：两侧肩胛下角连线与后正中线相交处椎体，下缘凹陷处。

灵台 GV10
主治：疔疮、咳嗽、气喘、颈项僵硬、背痛。
位置：在脊柱区，第6胸椎棘突下凹陷中，后正中线上。
快速取穴：两侧肩胛下角连线与后正中线相交处向上推1个椎体，下缘凹陷处。

神道 GV11
主治：失眠、健忘、肩背痛。
位置：在脊柱区，第5胸椎棘突下凹陷中，后正中线上。
快速取穴：两侧肩胛下角连线与后正中线相交处向上推2个椎体，下缘凹陷处。

身柱 GV12
主治：咳嗽、气喘、疔疮发背。
位置：在脊柱区，第3胸椎棘突下凹陷中，后正中线上。
快速取穴：两侧肩胛下角连线与后正中线相交处向上推4个椎体，下缘凹陷处。

陶道 GV13
主治：恶寒发热。
位置：在脊柱区，第1胸椎棘突下凹陷中，后正中线上。
快速取穴：低头，从后颈部隆起最高点，垂直向下推1个椎体，下缘凹陷处。

大椎 GV14
主治：发热恶寒、头项强痛、肩背痛、风疹、咳嗽喘急、小儿惊风。
位置：在脊柱区，第7颈椎棘突下凹陷中，后正中线上。
快速取穴：低头，后颈部隆起最高点，下缘凹陷处。

哑门 GV15
主治：喑哑、舌缓不语、重舌、失语。
位置：在颈后区，第2颈椎棘突上际凹陷中，后正中线上。
快速取穴：沿脊柱向上，入后发际上0.5寸处。

风府 GV16
主治：中风、头痛、振寒汗出、颈项强痛、落枕、目眩、鼻塞、鼻出血、咽喉肿痛。
位置：在颈后区，枕外隆凸直下，两侧斜方肌之间凹陷中。
快速取穴：沿脊柱向上，入后发际上1横指处。

脑户 GV17
主治：癫狂、痫证、眩晕、头重、头痛、颈项僵硬。
位置：在头部，枕外隆凸的上缘凹陷中。
快速取穴：正坐或俯卧，在后正中线上，枕外隆凸上缘的凹陷处。

强间 GV18
主治：头痛、目眩、口㖞、痫证。
位置：在头部，后发际正中直上4寸。
快速取穴：百会与风府连线的中点。

后顶 GV19
主治：颈项僵硬、头痛、眩晕、心烦、失眠。
位置：在头部，后发际正中直上5.5寸。
快速取穴：正坐或俯伏，在后正中线上，前、后发际连线的中点向后0.5寸处。

百会 GV20
主治：中风、惊悸、头痛、头晕、失眠、健忘、耳鸣、眩晕、脱肛、痔疾、甲状腺功能亢进、乳腺增生、更年期综合征、低血压、老年痴呆。
位置：在头部，前发际正中直上5寸。
快速取穴：正坐，两耳尖与头正中线相交处，按压有凹陷。

前顶 GV21
主治：癫痫、小儿惊风、头痛、头晕。
位置：在头部，前发际正中直上3.5寸。
快速取穴：正坐，由百会向前2横指即是。

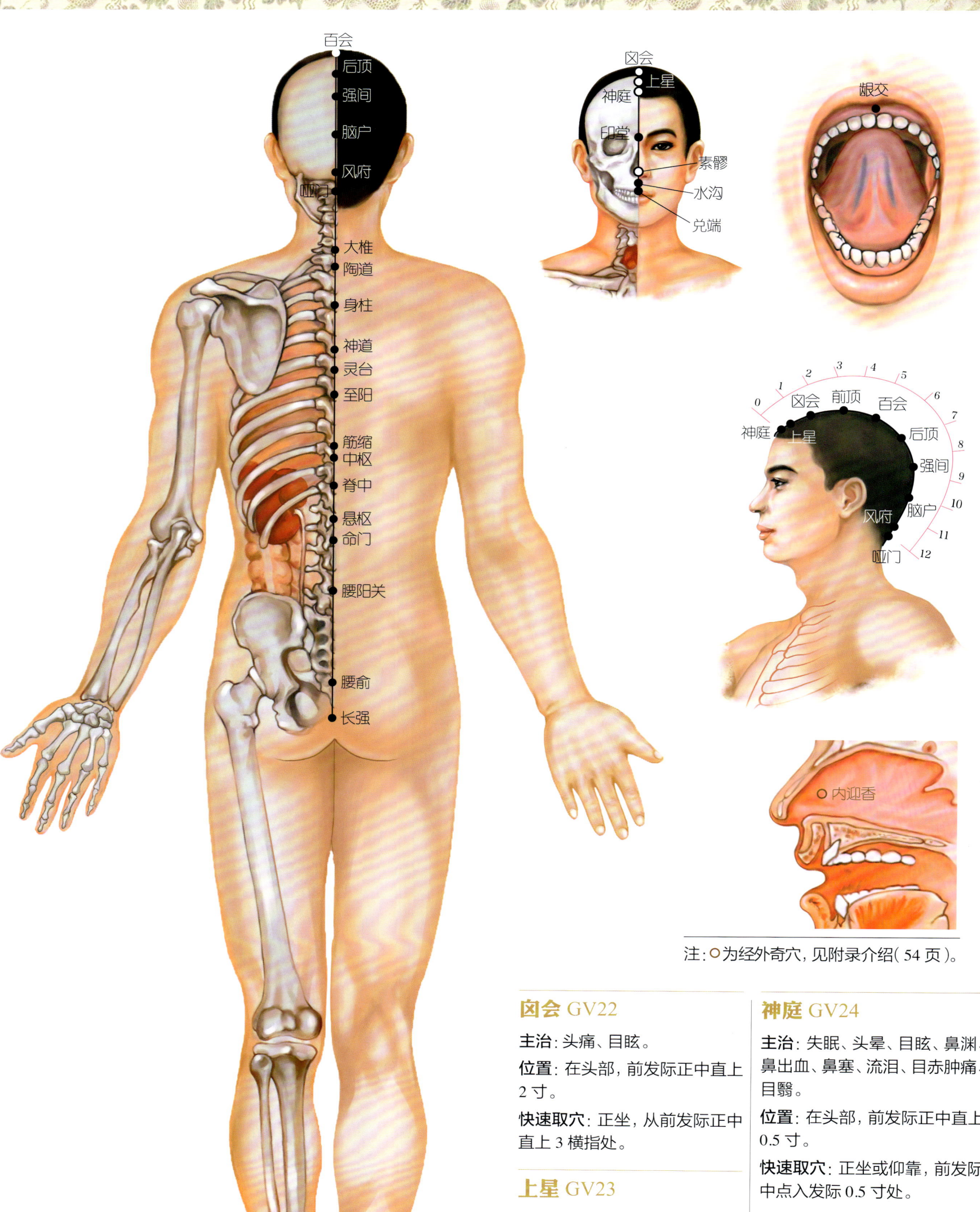

囟会 GV22

主治：头痛、目眩。

位置：在头部，前发际正中直上2寸。

快速取穴：正坐，从前发际正中直上3横指处。

上星 GV23

主治：头痛、眩晕、目赤肿痛、鼻出血、鼻痛。

位置：在头部，前发际正中直上1寸。

快速取穴：正坐，从前发际正中直上1横指处。

神庭 GV24

主治：失眠、头晕、目眩、鼻渊、鼻出血、鼻塞、流泪、目赤肿痛、目翳。

位置：在头部，前发际正中直上0.5寸。

快速取穴：正坐或仰靠，前发际中点入发际0.5寸处。

素髎 GV25

主治：惊厥、昏迷、新生儿窒息、鼻塞。

位置：在面部，鼻尖的正中央。

快速取穴：正坐或仰卧，面部鼻尖正中央。

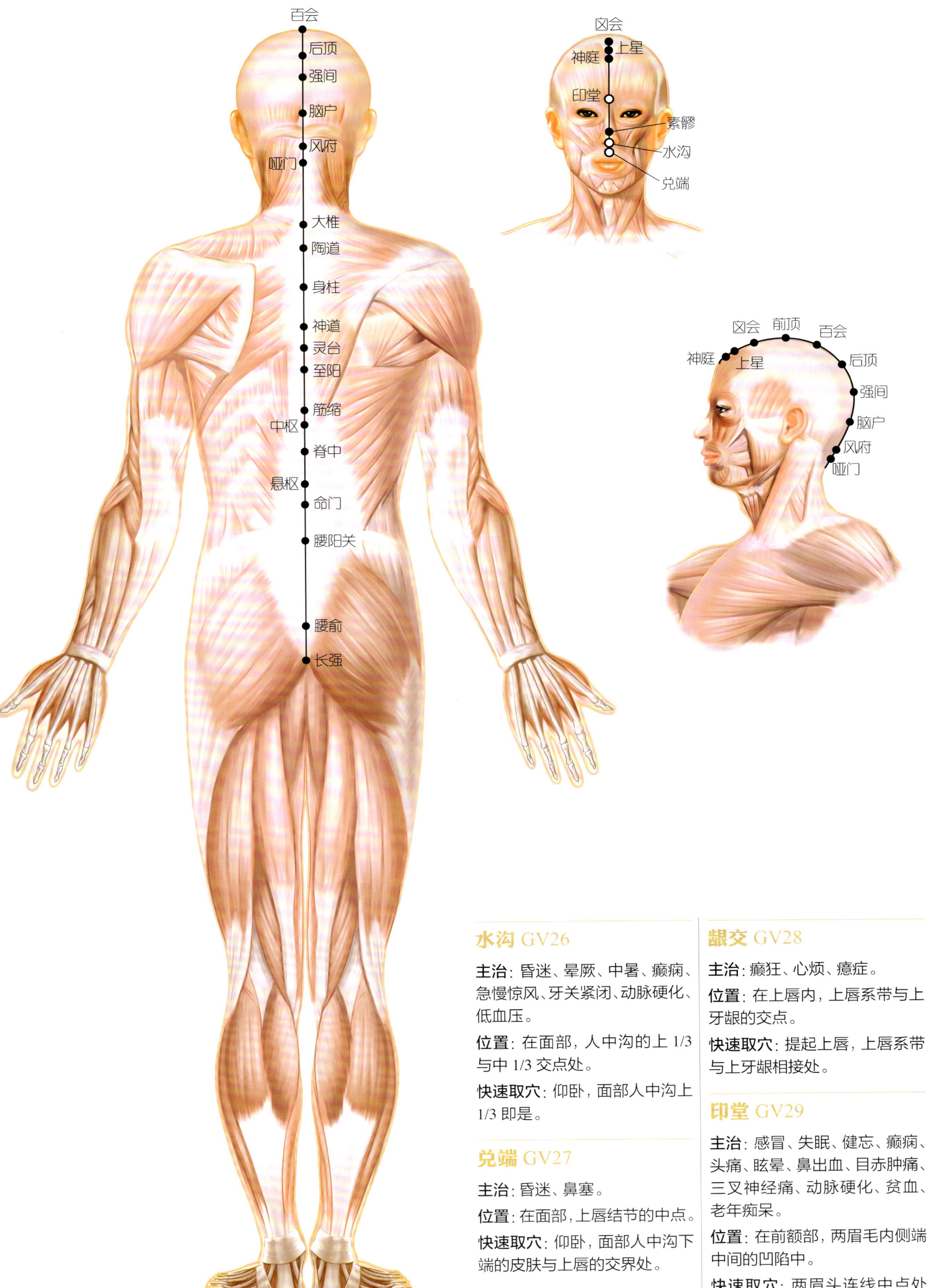

水沟 GV26

主治：昏迷、晕厥、中暑、癫痫、急慢惊风、牙关紧闭、动脉硬化、低血压。

位置：在面部，人中沟的上1/3与中1/3交点处。

快速取穴：仰卧，面部人中沟上1/3即是。

兑端 GV27

主治：昏迷、鼻塞。

位置：在面部，上唇结节的中点。

快速取穴：仰卧，面部人中沟下端的皮肤与上唇的交界处。

龈交 GV28

主治：癫狂、心烦、癔症。

位置：在上唇内，上唇系带与上牙龈的交点。

快速取穴：提起上唇，上唇系带与上牙龈相接处。

印堂 GV29

主治：感冒、失眠、健忘、癫痫、头痛、眩晕、鼻出血、目赤肿痛、三叉神经痛、动脉硬化、贫血、老年痴呆。

位置：在前额部，两眉毛内侧端中间的凹陷中。

快速取穴：两眉头连线中点处即是。

附录

经外奇穴速查

头颈部穴
四神聪（50）
当阳（15）
鱼腰（15）
太阳（25）
耳尖（25）
球后（15）
上迎香（15）
内迎香（52）
聚泉（50）
海泉（50）
金津（50）
玉液（50）
翳明（25）
颈百劳（50）

腹部穴
子宫（45）

背部穴
定喘（50）
夹脊（50）
胃脘下俞（50）
痞根（50）

下极俞（50）
腰宜（50）
腰眼（50）
十七椎（50）
腰奇（50）

上肢部穴
肘尖（50）
二白（47）
中泉（50）
中魁（50）
大骨空（50）

小骨空（50）
腰痛点（50）
外劳宫（50）
八邪（50）
四缝（47）
十宣（47）

下肢部穴
髋骨（47）
鹤顶（47）
百虫窝（47）
内膝眼（47）

胆囊（40）
阑尾（47）
内踝尖（47）
外踝尖（40）
八风（47）
独阴（30）
气端（47）

注：括号内的经外奇穴速查页码为该穴所在真人图页码。

头颈部穴

四神聪 EX-HN1
主治：失眠、健忘、癫痫、头痛、眩晕、脑积水、大脑发育不全、更年期综合征。
位置：在头部，百会前、后、左、右各旁开1寸，共4穴。
快速取穴：仰靠，从百会向前、后、左、右各开1横指即是。

当阳 EX-HN2
主治：失眠、健忘、癫痫、头痛、眩晕。
位置：在头部，瞳孔直上，前发际上1寸。
快速取穴：正坐，两眼平视前方，瞳孔直上入发际1横指。

鱼腰 EX-HN4
主治：眼睑瞤动、口眼㖞斜、眼睑下垂、鼻出血、目赤肿痛、三叉神经痛、白内障。
位置：在额部，瞳孔直上，眉毛中。
快速取穴：正坐平视前方，瞳孔直上的眉中点。

太阳 EX-HN5
主治：失眠、健忘、癫痫、头痛、眩晕、鼻出血、目赤肿痛、三叉神经痛、白内障。
位置：在颞部，眉梢与目外眦之间，向后约1横指的凹陷中。
快速取穴：正坐或仰卧，额骨的眉弓外侧端旁开可按取凹陷，凹陷正中即是。

耳尖 EX-HN6
主治：急性结膜炎、麦粒肿、沙眼、头痛、咽喉炎、高热。
位置：在耳区，在外耳轮的最高点。
快速取穴：正坐或侧伏，将耳廓向前折压，耳尖端取穴。

球后 EX-HN7
主治：视神经炎、青光眼、内斜视、虹膜睫状体炎等各种眼病。
位置：在面部，眶下缘外1/4与内3/4交界处。
快速取穴：正坐平视，由眼眶内、外眼角向下各引一垂线，两线之间分成4等份，其外1/4与内3/4交界处，眼眶下缘即是。

上迎香 EX-HN8
主治：过敏性鼻炎、鼻窦炎、鼻出血、嗅觉减退。
位置：在面部，鼻翼软骨与鼻甲的交界处，近鼻唇沟上端处。
快速取穴：仰靠，鼻唇沟上端，鼻甲外下缘。

内迎香 EX-HN9
主治：头痛、眩晕、目赤肿痛、鼻炎、咽喉炎、中暑。
位置：在鼻孔内，鼻翼软骨与鼻甲交界处的黏膜处。
快速取穴：仰靠，鼻孔内，与外迎香隔着鼻翼相对应处。

聚泉 EX-HN10
主治：咳嗽、哮喘、脑血管意外后遗症语言障碍。
位置：在口腔内，舌背正中缝的中点处。
快速取穴：仰靠，张口，舌上卷，在舌背面中缝的中点。

海泉 EX-HN11
主治：口舌生疮、呕吐、腹泻、咽喉炎、脑血管意外后遗症语言障碍、糖尿病。
位置：在口腔内，舌下系带中点处。
快速取穴：仰靠，张口，舌上卷，在舌下系带的中点。

金津 EX-HN12
主治：口腔炎、咽喉炎、扁桃体炎、脑血管病后遗症语言障碍、呕吐、腹泻。
位置：在口腔内，舌下系带左侧的静脉上。
快速取穴：仰靠，张口，舌上卷，暴露舌下静脉，左侧静脉中点即是。

玉液 EX-HN13
主治：口腔炎、咽喉炎、扁桃体炎、脑血管病后遗症语言障碍、呕吐、腹泻。
位置：在口腔内，舌下系带右侧的静脉上。
快速取穴：仰靠，张口，舌上卷，暴露舌下静脉，右侧静脉中点即是。

翳明 EX-HN14
主治：远视、近视、夜盲症、白内障、青光眼、视神经萎缩、耳鸣、头痛、眩晕、失眠。
位置：在项部，翳风后1寸。
快速取穴：头略前倾，取翳风，翳风后1横指，乳突前下方即是。

颈百劳 EX-HN15
主治：支气管炎、支气管哮喘、肺结核、颈椎病。
位置：在颈部，第7颈椎棘突直上2寸，后正中线旁开1寸。
快速取穴：头微前倾，大椎直上3横指再旁开1横指即是。

腹部穴

子宫 EX-CA1
主治：月经不调、痛经、子宫脱垂、功能性子宫出血、不孕症、子宫内膜炎、盆腔炎、肾盂肾炎、膀胱炎。
位置：在下腹部，脐中下4寸，前正中线旁开3寸。
快速取穴：仰卧，脐下4寸，再旁开4横指。

背部穴

定喘 EX-B1
主治：支气管炎、支气管哮喘、百日咳、麻疹、肩背软组织疾患、落枕。
位置：在脊柱区，横平第7颈椎棘突下，后正中线旁开0.5寸。
快速取穴：俯伏或俯卧，先在后正中线上取后颈部最高突起处的大椎，大椎旁开0.5寸。

夹脊 EX-B2

主治：上胸部穴位治疗心、肺、上肢疾患，下胸部穴位治疗胃肠疾患，腰部穴位治疗腰、腹、下肢疾患。

位置：在脊柱区，第 1 胸椎至第 5 腰椎棘突下两侧，后正中线旁开 0.5 寸，一侧 17 穴。

快速取穴：低头，颈背交界椎骨高突处椎体，向下推共有 17 个椎体，旁开 0.5 寸。

胃脘下俞 EX-B3

主治：胃炎、胰腺炎、支气管炎、肋间胸膜炎、肋间神经痛。

位置：脊柱区，横平第 8 胸椎棘突下，后正中线旁开 1.5 寸。

快速取穴：两侧肩胛下角连线与后正中线相交处向下推 1 个椎体，下缘旁开 2 横指处。

痞根 EX-B4

主治：胃痉挛、胃炎、胃扩张、肝炎、肝脾肿大、肾下垂、腰肌劳损。

位置：腰区，横平第 1 腰椎棘突下，后正中线旁开 3.5 寸。

快速取穴：肚脐水平线与后正中线交点向上推 1 个椎体，下缘旁开 3.5 寸处。

下极俞 EX-B5

主治：肾炎、遗尿、肠炎、腰肌劳损。

位置：腰区第 3 腰椎棘突下。

快速取穴：两侧髂前上棘水平线与脊柱交点向上推 1 个椎体，下缘凹陷处。

腰宜 EX-B6

主治：睾丸炎、遗尿、肾炎、腰肌劳损、腰椎间盘突出症。

位置：在腰区，横平第 4 腰椎棘突下，后正中线旁开约 3 寸凹陷中。

快速取穴：两侧髂前上棘水平线与脊柱交点旁开 4 横指凹陷处。

腰眼 EX-B7

主治：睾丸炎、遗尿、肾炎、腰肌劳损。

位置：在腰区，横平第 4 腰椎棘突下，后正中线旁开约 3.5 寸凹陷中。

快速取穴：两侧髂前上棘水平线与脊柱交点旁开 3.5 寸处。

十七椎 EX-B8

主治：月经不调、痛经、痔疮、坐骨神经痛、小儿麻痹后遗症、腰骶部疼痛。

位置：在腰区，后正中线上，第 5 腰椎棘突下凹陷中。

快速取穴：髂前上棘水平线与脊柱交点向下推 1 个椎体，棘突下。

腰奇 EX-B9

主治：癫痫、失眠、头痛。

位置：在骶区，尾骨端直上 2 寸，骶角之间凹陷中。

快速取穴：顺着脊柱向下摸，尾骨端直上 3 横指凹陷处。

上肢部穴

肘尖 EX-UE1

主治：颈淋巴结结核、痈疔疮疡。

位置：在肘后区，尺骨鹰嘴的尖端。

快速取穴：屈肘，摸到肘关节的最尖端处。

二白 EX-UE2

主治：脱肛、痔疮。

位置：在前臂前区，腕掌侧远端横纹上 4 寸，桡侧腕屈肌腱的两侧，一肢 2 穴。

快速取穴：曲泽与大陵连线的中、下 1/3 交界处相平，桡侧腕屈肌腱左右两侧各 1 穴。

中泉 EX-UE3

主治：支气管炎、支气管哮喘、胃炎、肠炎。

位置：在腕背侧远端横纹上，指伸肌腱桡侧的凹陷中。

快速取穴：俯掌，背侧腕横纹上，阳溪与阳池连线的中点处。

中魁 EX-UE4

主治：急性胃炎、贲门梗阻、鼻出血。

位置：在手指，中指背面，近侧指间关节的中点处。

快速取穴：握拳手掌向心，中指背侧近端指骨关节横纹中点处。

大骨空 EX-UE5

主治：结膜炎、角膜炎、白内障、鼻出血、急性胃肠炎。

位置：在手指，拇指背面，指间关节的中点处。

快速取穴：屈拇指，指间关节背侧横纹中点即是。

小骨空 EX-UE6

主治：眼病、咽喉炎、掌指关节痛。

位置：在手指，小指背面，近侧指间关节的中点处。

快速取穴：握拳，手掌向心，小指背侧近端指间关节横纹中点。

腰痛点 EX-UE7

主治：急性腰扭伤。

位置：在手背，第 2、第 3 掌骨及第 4、第 5 掌骨间，腕背侧远端横纹与掌指关节中点处，一手 2 穴。

快速取穴：在手背侧，在第 2、第 3 掌骨及第 4、第 5 掌骨之间，腕横纹与掌指关节中点处。

外劳宫 EX-UE8

主治：颈椎病、落枕、偏头痛、咽喉炎。

位置：在手背，第 2、第 3 掌骨间，掌指关节后 0.5 寸（指寸）凹陷中。

快速取穴：俯掌，位于手背中央，与劳宫相对应（第 2、第 3 掌骨间指掌关节后约 0.5 寸）的骨缝凹陷中。

八邪 EX-UE9

主治：手指关节疾病、手指麻木、头痛、咽痛。

位置：在手背，第1至第5指间，指蹼缘后方赤白肉际处，左右共 8 穴。

快速取穴：微握拳，第 1~5 指间的指缝纹端。

四缝 EX-UE10

主治：百日咳、哮喘、小儿消化不良、肠蛔虫病。

位置：在手指，第 2 至第 5 指掌面的近侧指间关节横纹的中央，一手 4 穴。

快速取穴：展掌，在第 2~5 指掌侧，近端指关节的横纹中点。

十宣 EX-UE11

主治：昏迷、休克、急性咽喉炎、急性胃肠炎、扁桃体炎、高血压。

位置：在手指，十指尖端，距指甲游离缘 0.1 寸（指寸），左右共 10 穴。

快速取穴：仰掌，十指微屈，十指尖端，距指甲游离缘 0.1 寸处。

下肢部穴

髋骨 EX-LE1

主治：膝关节炎。

位置：在股前区，梁丘两旁各 1.5 寸，一肢 2 穴。

快速取穴：膝关节上，膝部正中骨头上缘正中凹陷处。

鹤顶 EX-LE2

主治：膝关节炎、脑血管病后遗症。

位置：在膝前区，髌底中点的上方凹陷处。

快速取穴：在膝前区，髌底中点的上方凹陷处。

百虫窝 EX-LE3

主治：荨麻疹、风疹、皮肤瘙痒症、湿疹、蛔虫病。

位置：在股前区，髌底内侧端上 3 寸。

快速取穴：屈膝，血海上 1 横指即是。

内膝眼 EX-LE4

主治：各种原因所致的膝关节炎、髌骨软化症。

位置：在膝部，髌韧带内侧凹陷处的中央。

快速取穴：屈膝，在髌韧带内侧凹陷处。

胆囊 EX-LE6

主治：急慢性胆囊炎、胆石症、胆绞痛、下肢瘫痪。

位置：在小腿外侧，腓骨小头直下 2 寸。

快速取穴：正坐或侧卧，阳陵泉直下 2 横指附近的压痛点。

阑尾 EX-LE7

主治：急慢性阑尾炎、胃炎、消化不良、下肢瘫痪。

位置：在小腿外侧，髌韧带外侧凹陷下 5 寸，胫骨前嵴外 1 横指。

快速取穴：正坐或仰卧屈膝，足三里与上巨虚两穴之间压痛最明显处。

内踝尖 EX-LE8
主治：下牙痛、腓肠肌痉挛。
位置：在踝区，内踝的凸起处。
快速取穴：正坐或侧卧，足内踝高点即是。

外踝尖 EX-LE9
主治：牙痛、腓肠肌痉挛。
位置：在踝区，外踝的凸起处。
快速取穴：正坐或侧卧，足外踝高点即是。

八风 EX-LE10
主治：头痛、牙痛、胃痛、月经不调。
位置：在足背，第1至第5趾间，趾蹼缘后方赤白肉际处，左右共8穴。
快速取穴：正坐或仰卧，足五趾各趾间缝纹头尽处。

独阴 EX-LE11
主治：心绞痛、月经不调。
位置：在足底，第2趾的跖侧远端趾间关节的中点。
快速取穴：仰卧位，在第2趾跖关节侧面，远端趾节横纹中点。

气端 EX-LE12
主治：足趾麻木、脑血管意外急救、麦粒肿。
位置：在足趾，十趾端的中央，距趾甲游离缘0.1寸，左右共10穴。
快速取穴：伸足，十趾趾腹尖端。

50种常见病症特效穴位速查

病症	穴位	病症	穴位
糖尿病	合谷（8）、曲池（9）、涌泉（30）、太溪（30）、海泉（54）	高血压	人迎（12）、足三里（14）、悬钟（43）、十宣（55）
高脂血症	天枢（14）、丰隆（14）、血海（16）、风池（42）、肩井（42）	低血压	足三里（14）、太冲（44）、关元（47）、百会（51）、水沟（53）
心悸	神门（20）、少府（20）、厥阴俞（25）、心俞（25）、神堂（27）	脑血管病后遗症	曲池（9）、颊车（11）、头维（12）、委中（27）、肩井（42）
动脉硬化	心俞（25）、太冲（44）、膻中（49）、印堂（53）、水沟（53）	老年痴呆	合谷（8）、太冲（44）、廉泉（49）、百会（51）、印堂（53）
感冒	迎香（10）、后溪（21）、外关（37）、太冲（44）、印堂（53）	发热	少商（7）、风门（25）、风池（42）、陶道（51）、大椎（51）
咳嗽	迎香（10）、肺俞（25）、膻中（49）、天突（49）、定喘（54）	哮喘	中府（5）、丰隆（14）、肺俞（25）、天池（34）、内关（35）、天突（49）、定喘（54）
慢性支气管炎	肺俞（25）、膻中（49）、颈百劳（54）、定喘（54）、中泉（55）、胃脘下俞（55）	肺气肿	肺俞（25）、气海（47）、中脘（48）、膻中（49）、天突（49）
胃痛	承满（13）、不容（13）、梁丘（14）、足三里（14）、丰隆（14）	慢性胃炎	胃俞（25）、足通谷（29）、步廊（33）、中泉（55）、阑尾（55）、胃脘下俞（55）
便秘	合谷（8）、曲池（9）、天枢（14）、大巨（14）、水道（14）、足三里（14）、大横（17）、腹哀（17）、大肠俞（26）、照海（31）、肓俞（33）	泄泻	足三里（14）、上巨虚（14）、太白（15）、公孙（15）、三阴交（15）、腹结（16）、大横（17）、脾俞（25）、大肠俞（26）、小肠俞（26）
头痛	列缺（6）、合谷（8）、曲池（9）、头维（12）、神门（20）、攒竹（24）、天柱（25）、风门（25）、百会（51）、太阳（54）	眩晕	眉冲（24）、络却（25）、肝俞（25）、申脉（29）、瞳子髎（40）、听会（40）、率谷（40）、头窍阴（41）、脑户（51）、百会（51）、印堂（53）
盗汗	通里（19）、阴郄（19）、心俞（25）、膈俞（25）、膏肓（27）	痛风	合谷（8）、足三里（14）、阳陵泉（43）、太冲（44）
甲状腺功能亢进	心俞（25）、肝俞（25）、脾俞（25）、翳风（39）、百会（51）	失眠	内庭（14）、神门（20）、心俞（25）、神堂（27）、太溪（30）、内关（35）、风池（42）、百会（51）
耳鸣	合谷（8）、听宫（23）、肾俞（26）、外关（37）、翳风（39）、听会（40）	牙痛	合谷（8）、四渎（38）、内踝尖（56）、外踝尖（56）、八风（56）
鼻出血	孔最（6）、口禾髎（10）、巨髎（11）、内庭（14）、风府（51）、神庭（52）	慢性咽炎	鱼际（7）、少商（7）、下关（11）、翳风（39）、廉泉（49）
慢性鼻炎	迎香（10）、睛明（24）、阳白（41）、上迎香（54）、内迎香（54）	白内障	睛明（24）、攒竹（24）、翳明（54）、太阳（54）、大骨空（55）
落枕	天宗（22）、肩井（42）、风府（51）、定喘（54）、外劳宫（55）	颈椎病	肩髃（10）、足通谷（29）、大椎（51）、风府（51）、颈百劳（54）
慢性腰肌劳损	气海俞（26）、痞根（55）、下极俞（55）、腰宜（55）	腰椎间盘突出	肾俞（26）、大肠俞（26）、承扶（27）、环跳（43）、腰宜（55）
坐骨神经痛	睛明（24）、委中（27）、承扶（27）、环跳（43）、十七椎（55）	类风湿性关节炎	合谷（8）、阳溪（8）、足三里（14）、昆仑（29）、内关（35）
皮肤瘙痒症	血海（16）、神门（20）、委中（27）、风市（43）、百虫窝（55）	湿疹	尺泽（6）、曲池（9）、胃俞（25）、大肠俞（26）、百虫窝（55）
痛经	水道（14）、大赫（32）、气穴（32）、带脉（43）、曲骨（47）、子宫（54）	带下症	八髎（27）、会阳（27）、合阳（29）、带脉（43）、太冲（44）
乳腺增生	肝俞（25）、胆俞（25）、涌泉（30）、期门（46）、百会（51）	月经不调	天枢（14）、三阴交（15）、地机（15）、白环俞（27）、带脉（43）、五枢（43）
贫血	头维（12）、血海（16）、脾俞（25）、胃俞（25）、印堂（53）	盆腔炎	三阴交（15）、八髎（27）、大敦（44）、中极（47）、子宫（54）
更年期综合征	神门（20）、肾俞（26）、涌泉（30）、百会（51）、四神聪（54）	阴道炎	阴陵泉（16）、血海（16）、中极（47）、关元（47）、气海（47）
慢性前列腺炎	水道（14）、肾俞（26）、膀胱俞（26）、中极（47）、关元（47）	前列腺增生	阴陵泉（16）、肾俞（26）、八髎（27）、涌泉（30）、阴谷（32）
阳痿	肾俞（26）、气海俞（26）、八髎（27）、志室（29）、太溪（30）、阴谷（32）、曲泉（45）、腰阳关（50）	遗精	三阴交（15）、肾俞（26）、膀胱俞（26）、白环俞（27）、八髎（27）、志室（29）、太溪（30）、阴谷（32）、中极（47）、腰阳关（50）